Petra Lukasch
Trotz Krümelkuchen und Käsesahne für immer schlank!

W0034069

Petra Lukasch

Trotz Krümelkuchen und Käsesahne für immer schlank!

Leichter durchs Leben 2

Alle Rechte vorbehalten.
Herausgegeben im LDL Verlag,
Zum Mönchacker 2, 35463 Fernwald
www.leichterdurchsleben.com
© 2008 by LDL, Fernwald
Gesamtherstellung: Mittelhessische Druck- und
Verlagsgesellschaft mbH, Gießen-Druck, Gießen 2008
ISBN 978-3-00-022555-0
Printed in Germany · 1. Auflage

Titelbild:

Das Titelbild zeigt Petra Lukasch heute und wie sie vor »Leichter durchs Leben®« aussah.

Inhaltsverzeichnis

Einleitung

VON BETROFFENEN FÜR BETROFFENE – SCHLUSS MIT DIÄTEN!

Den leichten Weg dauerhaft abzunehmen, zeigte bereits unser ›Bestseller‹ **»Leichter durchs Leben®, ... endlich glücklich! Für immer ohne Diät abgenommen!«,** der aus einem reinen Helfersyndrom heraus entstand. Meine Freundin Birgit Schmidt, quasi die »Co-Autorin«, und ich hatten nur den Wunsch, Betroffenen dadurch **konkrete Hilfe** zu bieten. Uns überraschte, dass **Tausende von Menschen** in allen deutschsprachigen Ländern durch dieses Buch eine Lösung ihrer Gewichtsprobleme gefunden haben. Dass dieser Ernährungs-Ratgeber auch noch die Bestsellerlisten erstürmte und – ohne Werbung zu machen – noch immer gefragt ist, konnten wir nicht einmal erträumen! Dieser Ratgeber ist von mehreren Ärzten und auch den gesetzlichen Krankenkassen geprüft und empfohlen.

Wie ging es also weiter?

Unser Schloss-Café im mittelhessischen Grünberg wurde zur reinsten Pilgerstätte für Betroffene. Es ist erstaunlich, wie viele Menschen uns in unzähligen Briefen, E-Mails und Telefonaten um Hilfe baten. Durch zahlreiche Gespräche mit Betroffenen stellte ich fest, wie **stark** andere Menschen von ihrem (Über-) Gewicht beherrscht wurden und wie viel Kummer sie dadurch hatten. Ihr ganzes Denken und Handeln bezog sich ausschließlich auf: **»Esse ich oder esse ich nicht? Wie schaffe ich es, diesem Diätenwahn zu entkommen? Werde ich schlank und werde ich schlank bleiben?«.** Für die meisten ist das durch **»Leichter durchs Leben«** Vergangenheit.

Aber wozu gibt es dieses Nachfolgewerk?

Ganz einfach: Der Erfolg des ersten Buches hat uns überwältigt. Die Nachfrage war und ist immer noch groß. Das bedeutet allerdings: Das Leid, verbunden mit diesem Thema, ist oft unfassbar!
Ich **halte** mein Gewicht nun schon seit vielen Jahren. Daraus ergeben sich viele wichtige Erfahrungswerte, die ich Ihnen hier näher bringen möchte. Angemerkt sei, dass meine Freundin Birgit und ich zwei unterschiedliche Ausbildungen zur Ernährungsberaterin absolvierten und mit Prädikat abschlossen. Abnehmen ist Schritt Nr. 1 und das schaffen die meisten. Aber es gibt auch

einen Schritt Nr. 2: Sein Wunschgewicht **dauerhaft** zu halten, ist eine weitere Herausforderung. »Einfach nur Fettpunktezählen« ist zwar okay, lässt aber links und auch rechts viel Spielraum für »Mogeleien«. Noch weitere Faktoren sind gefragt. Die Menge der Nahrungsmittel macht's und die Qualität ist ebenfalls entscheidend. Ich befasse mich nunmehr schon viele Jahre mit dem Thema und konnte mich weiter entwickeln. Und das gebe ich hier weiter.

Deshalb dieses Buch!

Ungeschönt und ungelogen erzählt hier eine Betroffene, der es gelang, ohne Diät, ohne zu **Hungern abzunehmen und ihr Gewicht seit vielen Jahren leicht zu halten!**

Keine Lust mehr auf ständiges Hungern, keine Lust mehr auf Diäten, keine Lust mehr auf diesen Schlankheitswahn, einfach keine Lust mehr, sich zu quälen? Dann sind Sie hier richtig gut aufgehoben.

Hier kommt es auf den Punkt: *»Trotz Krümelkuchen und Käsesahne für immer schlank!«*

Sie wollen **dauerhaft abnehmen?** Dann bleiben Sie bei 30 Gramm Fettverzehr pro Tag. Der Abnehmerfolg ist keine Wunschvorstellung mehr. Sie nehmen i. d. R. 0,8 bis 1,2 kg pro Woche ab. Die ersten 8 bis 10 kg purzeln schnell. Der Stoffwechsel stellt sich um. Ideal ist, dass Ihr Körper dann ca. 500 und 800 Gramm pro Woche an Gewicht verliert.

Haben Sie dann Ihr Wunschgewicht erreicht, ist es ein Leichtes für Sie, Ihren Fettkonsum auf 60 bis 70 Gramm Fett pro Tag zu erhöhen. Damit halten Sie Ihr Gewicht problemlos. Für immer!

Petra Lukasch: »Heute kann ich auf **jahrelange Erfahrung** zurückschauen! Habe **mühelos mein Wunschgewicht gehalten! Ich möchte alle Übergewichtigen auf der ganzen Welt wachrütteln: Ich habe den schier endlosen Kampf gewonnen. Ich habe mein Übergewicht besiegt! Unglaublich, aber wahr. Es funktioniert wirklich! Nie wieder Diät! Nie wieder Jo-Jo-Effekt!«**

In diesem **Nachfolgewerk von Betroffenen für Betroffene** wird alles »rund ums Gewicht« gesagt. Unzählige Erfahrungswerte fließen ein! Lassen Sie sich mitreißen. Lassen Sie sich Mut machen. Lassen Sie sich motivieren!

Die praktischen Insider-Tipps vermitteln Ihnen hilfreiche »Aha-Erlebnisse«. Sie blättern in einem erweiterten, sehr umfangreichen Fettkompass, der Ihnen die gesuchten Antworten gibt. Welche Lebensmittel sind fettreich und welche fettarm? Wo lauern die Fettfallen?

Selbst erprobt: Sie finden Essenspläne, Tagespläne, Wochenpläne, Rezeptvorschläge für jede Mahlzeit, Empfehlungen für Frühstück, Mittagessen, Abendessen und Zwischenmahlzeiten!

Sofort umsetzbar: Durch die leckeren Rezeptideen wird das tägliche Kochen zum Vergnügen. Es geht schnell. Sie dürfen Hilfsmittel verwenden, Sie arbeiten mit den Ihnen bekannten Zutaten. Es gelingt Ihnen problemlos, die ganze Familie unter einen Hut zu bringen!

Hier gibt's kein »Fachchinesisch«! Sie erhalten eine ganz **konkrete Hilfestellung,** um Ihr Leben **ganz leicht, für immer erfolgreich** zu ändern!

Schritt für Schritt:
Jeder Weg beginnt mit dem ersten Schritt. Machen Sie sich jetzt auf Ihren persönlichen Erfolgsweg! Machen Sie meinen Weg zu Ihrem Weg!

DANKE!

Wir freuen uns sehr für diejenigen, die es geschafft haben, mit Stolz ihr Übergewicht zu besiegen. Wir freuen uns über Menschen, die ihre früheren Fotos mit ins Café bringen – sozusagen Vorher-Bilder – und selbstsicher demonstrieren, wie sie sich verändert haben. Danke! Danke für die Briefe, E-Mails, Anrufe, Gespräche! Danke für das Vertrauen und für die Erfahrung, die wir daraus gewinnen durften.

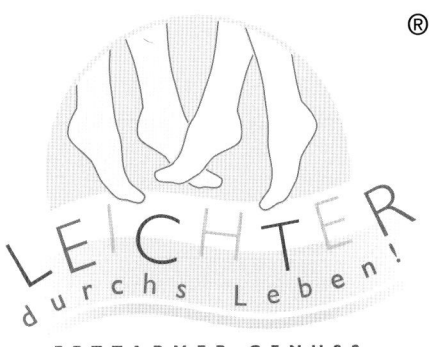

®

LEICHTER
durchs Leben!

FETTARMER GENUSS

KAPITEL 1

Testen Sie Ihr Wissen!

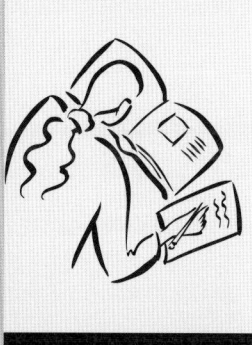

Testen Sie Ihr Wissen!

Ist es besser, übergewichtig zu bleiben, als sich ständig in Diäten zu verstricken?

Richtig! Ständige Diäten belasten auf Dauer den Körper und machen krank (siehe Kapitel 4).

Eine Diät hilft immer, egal welche Diät Sie machen!

Falsch! Bei einer Diät fahren Sie Ihren Stoffwechsel kurzfristig runter. Ihr Körper schaltet sofort auf Sparflamme und verbraucht dann weniger. Das einzige, was nach Beenden einer Diät passiert ist, dass Sie immer wieder zunehmen und bestimmt noch ein bisschen mehr auf die Waage bringen als vor Ihrer Diät (siehe Kapitel 4).

Je weniger ich esse, desto dünner werde ich!

Falsch! Sie täuschen dadurch Ihrem Körper eine Notsituation vor. Er drosselt den Energieverbrauch und bunkert das Fett in den Depots. Sie essen wieder normal, Ihr Körper ist immer noch auf Sparflamme programmiert. Der so genannte Jo-Jo-Effekt schlägt zu. Ihr Gewicht steigt und steigt...

Wenn ich viel esse, werde ich dick!

Falsch! Nur wenn Sie das Falsche essen, trifft dies zu.

Ein handelsüblicher Schokoriegel (ca. 65 g) hat mehr Fett als ein Stück Käsesahne-Torte!

Richtig!

Berliner kontra Schokoriegel: Berliner (Krapfen) sind viel zu fett!

Falsch! Ein Berliner hat weniger Fett als viele Schokoriegel

Eis macht dick!

Falsch! Fruchteis (z. B. Zitroneneis, Erdbeereis) enthält wenig Fett und ist beispielsweise als kleine Zwischenmahlzeit unbedenklich.

Bier macht dick!

Falsch! Bei gleicher Menge hat Sekt doppelt soviel Energie wie Bier, Wein fast doppelt so viel. Alkohol enthält kein Fett, aber: Alkohol verhindert grundsätzlich die Fettverbrennung, also in Maßen genießen (siehe Kapitel 6).

Alkoholfreies Bier eignet sich besser in der Abnehmphase als Bier?

Richtig! Es enthält weniger Alkohol und etwas weniger Energie. Alkoholfreies Bier verhindert die Fettverbrennung weniger als normales Bier.

Olivenöl hat weniger Fett!

Falsch! Alle Öle haben den gleichen Fettanteil.

Margarine hat weniger Fett als Butter!

Falsch! Margarine hat fast den gleichen Fettanteil (siehe Fettkompass)!

Diätmargarine hat weniger Fett als normale Margarine!

Falsch! Diätmargarine hat genauso viel Fett (siehe Fettkompass)!

Halbfett-Butter hat halb so viel Fett wie normale Butter!

Richtig! (siehe Fettkompass)

Halbfett-Margarine hat halb so viel Fett wie normale Margarine!

Richtig! (siehe Fettkompass)

Geflügelfleisch ist ideal zum Abnehmen!

Richtig! Aber auch Schweinefleisch, Rindfleisch, sogar mageres Lamm, sind durchaus Schlankmacher (siehe Fettkompass).

Wurst vom Rind und Schwein macht dick!

Falsch! Es gibt durchaus Wurstsorten von Rind und Schwein, z. B. Kochschinken, Rindersalami, Lachsschinken, die es mit der Geflügelwurst aufnehmen können. Außerdem enthält Geflügelwurst in der Regel einen Schweinefleischanteil.

Salat macht immer schlank!

Falsch! Salat und Gemüse haben kein Fett, das ist richtig. Doch die gehaltvollen Salatsoßen und die Beilagen, z. B. Eier, Käse, Oliven, Thunfisch in Öl u. v. a. machen Ihren Salat zum Dickmacher.

Beim Schwitzen in der Sauna nehmen Sie ab!

Falsch! Saunieren bringt für den Gewichtsverlust Null! Durch Schwitzen verlieren Sie nur Wasser. Sie bauen kein Gramm Körperfett ab. Sobald Sie trinken, gleicht Ihr Körper den Wasserverlust wieder aus.

Kartoffeln und Nudeln sind Dickmacher!

Falsch! 100 g Kartoffeln und Vollkornnudeln haben fast kein Fett. Dafür sind sie reich an lang sättigenden Ballaststoffen. Lästige Fettpolster bilden sich wegen der oft recht energiereichen Soßen, die dazu gegessen werden.

Diätschokolade macht schlank!

Falsch! Diätschokolade ist ein Produkt für Diabetiker. Hier ist nur der Haushaltszucker gegen Zuckeraustauschstoffe ersetzt worden. Der Fettgehalt ist nicht geringer.

Enzyme verhindern die Fettverwertung im Körper!

Falsch! Das ist ein Mythos. Es gibt diese Enzyme in der Ananas zwar, doch im Magen werden diese Stoffe inaktiviert und können im Darm die Fettverwertung nicht verhindern.

Light-Produkte machen schlank!

Falsch! Der Verbraucher geht davon aus, diese Produkte mit gutem Gewissen essen zu können. Light-Produkte (auch -Getränke) enthalten oftmals viel Zucker und manchmal auch Chemie. Light-Salami ist beispielsweise immer noch richtig fett. Von Light-Produkten werden oft höhere Mengen konsumiert als von den herkömmlichen. Zunehmgefahr! Davon abgesehen sind Light-Produkte teurer als herkömmliche Produkte (siehe Kapitel 6 und 7).

Scharfes fördert den Energieverbrauch!

Richtig! Chili, Tabasco und Co. bringen Sie und Ihren Stoffwechsel so richtig auf Touren.

Beim Bäcker macht alles dick!

Falsch! Der Bäcker hat wahre Schlankmacher in seiner Theke: Laugengebäcke, Brot, Brötchen, Hefegebäcke, Biskuit usw.

Kuchen macht dick!

Falsch! Ein Stück Hefekuchen, Biskuit- oder Käsekuchen hat weniger Fett als z. B. ein schokoladiges Industrieprodukt.

Vor dem Essen ein Glas eiskaltes Wasser trinken, fördert das Abnehmen!

Richtig! Der Körper muss das Wasser erwärmen und verbraucht dabei Energie. Er benötigt allerdings nur 30–35 Kalorien hierfür (den Wert von einem Glas Wasser).
Ein Glas Wasser füllt allerdings den Magen und das Sättigungsgefühl setzt eher ein.

Spät Abends sollte man nicht mehr üppig essen!

Falsch! Dann müssten ja alle Spanier, Franzosen, Italiener u. a. übergewichtig sein, denn bei den Südländern ist das Abendessen die Hauptmahlzeit und wird spät eingenommen. Es kommt darauf an, was Sie essen!

Ein großes Frühstück weitet den Magen und Sie essen den ganzen Tag zu viel!

Falsch! Hier gilt das gleiche wie bei »Essen spät abends«. Die Energiebilanz des ganzen Tages ist entscheidend!

Trockenbürstenmassagen lassen Fettzellen »platzen« und damit Fettpölsterchen schwinden!

Falsch! Aber schön wär's! Fett kann mechanisch nicht reduziert werden. Trostpflaster: Regelmäßiges Trockenbürsten und Wechselduschen sorgen für eine schöne, feste Haut!

Nur Fett macht fett. Deshalb nimmt man durch absoluten Fettverzicht ab!

Falsch! Absoluter Fettverzicht ist tödlich. Der Körper benötigt essenzielle Fettsäuren für den Stoffwechsel, da er u. a. die fettlöslichen Vitamine A, D, E, K sonst nicht aufnehmen kann. Bekommt er zu wenig Fett, gibt es u. a. Gallenprobleme, Hormone geraten aus dem Häuschen und das Immunsystem wird geschwächt. Die Ernährungsempfehlungen lauten: 30 Prozent der täglichen Gesamtenergiezufuhr aus Fett aufnehmen (mehr dazu siehe Kapitel 6).

Wenn ich Sport treibe, kann ich alles essen!

Falsch! Ein trainierter Körper verzeiht gelegentliche Sünden eher, denn die aufgebauten Muskeln verbrauchen mehr Energie als Fettgewebe, aber wenn Sie mehr essen, als Sie verbrauchen, nehmen Sie zu. Die Bilanz muss stimmen.

Ein Essen auslassen und ich nehme ab!

Falsch! Das »Dinner-Cancelling«, das beliebte Auslassen des Abendessens, funktioniert nur, wenn Sie insgesamt weniger essen. Vorsicht: Heißhungerattacken! Auch hier gilt: Wenn Sie mehr essen, als Sie verbrauchen, nehmen Sie zu. Die Tagesbilanz muss stimmen.

Öfter mal einen Abführtee trinken, verhindert die Gewichtszunahme!

Falsch! Eine gefährliche Sache! Abführtees sind für Verstopfung gemacht. Bei häufigem Konsum schadet er der Darmflora. Ein gesunder Darm ist u. a. für unser Immunsystem unersetzlich.

Viele kleine Mahlzeiten verhindern das Zunehmen!

Falsch! Bisher kann das keine Studie belegen. Vorsicht: Aus fünf kleinen Mahlzeiten werden schnell fünf große!

Wenn ich mich strikt an eine Diät halte, nehme ich ab!

Richtig! Aber nur, weil Sie kaum etwas essen und nur sehr kurzfristig! Der Jo-Jo-Effekt ist programmiert. Ihre schlechte Laune auch! Tun Sie das Ihrem Körper nicht an! Nie wieder!

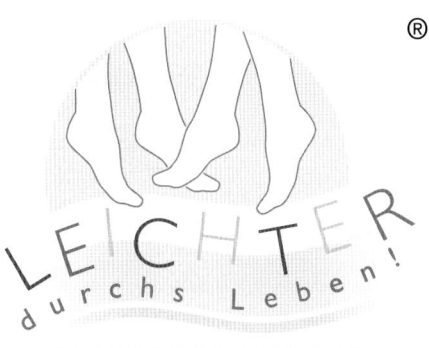

®

LEICHTER
durchs Leben!

FETTARMER GENUSS

Alles erlebt –
Zum Weinen
und Lachen!

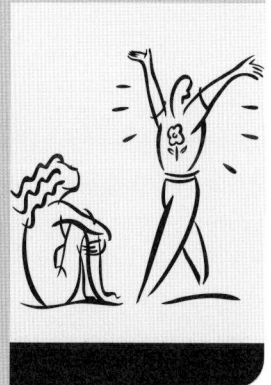

Alles erlebt – Zum Weinen und Lachen!

Meinen persönlichen Werdegang als »Dicke« und meine Familiengeschichte haben wir unserem Ratgeber *»Leichter durchs Leben®... endlich glücklich! Für immer ohne Diät abgenommen!«* sehr ausführlich beschrieben. Zur Erinnerung für diejenigen, die ihn gelesen haben und insbesondere zur Information für alle, die uns noch nicht kennen hier noch einmal in Kurzfassung:

Bis zum Jahre 2001 waren wir eine ganz normale Familie. Mein Mann und ich betreiben im mittelhessischen Grünberg eine Bäckerei mit einem Café und arbeiten viel und hart. Wir waren beide übergewichtig und schafften es trotz unzähliger Diätversuche nicht, abzunehmen. Also gaben wir irgendwann auf und fanden uns mit unserem Übergewicht ab. Doch für unsere damals übergewichtige Tochter im Teenageralter suchten wir einen Weg, abzunehmen. Unser Hausarzt diagnostizierte Adipositas (Fettsucht, Fettleibigkeit – krankhafte Vermehrung bzw. Bildung von Fettgewebe) und vermittelte ihr einen Aufenthalt in der medinet Spessart-Klinik Bad Orb GmbH. Statt Kalorienzählen wurde dort unter Leitung des Chefarztes, Herrn Dr. Hanspeter Goldschmidt, ein neuartiges Therapiekonzept eingeführt. Es werden Fettpunkte gezählt.

Hierbei geht es nicht darum, schnellstmöglich viele Pfunde abzunehmen, sondern hier zählt alleine der Langzeiterfolg. Die Patienten werden nicht auf Diät gesetzt. Sie werden angeleitet, ihre Lebensweise einfach umzustellen. Bei ihrem 4- bis 6-wöchigen Aufenthalt lernen sie vor allem, weniger Fett zu essen. Die jungen Patienten haben die Wahl zwischen einem Croissant oder 20 Brötchen. Ihnen wird beigebracht, Tiramisu mit fettarmem Joghurt herzustellen und für Lasagne anstatt fettes Hackfleisch Tartar zu verwenden.

Kurz vor Kurende nahmen alle Eltern an einer Informationsveranstaltung zum Thema »Adipositas« teil. Auch wir waren da, um unsere Tochter zu Hause auf ihrem Weg, noch mehr abzunehmen, voll zu unterstützen. Wir erhielten eine kleine Fetttabelle mit der Aufzählung verschiedener Lebensmittel und deren Fettanteilen sowie das Kochbuch der Spessart-Klinik mit Zubereitungsvorschlägen fettarmer Gerichte. Der Erfolg unserer Tochter in dieser kurzen Zeit bestärkte uns, unser Gewicht ebenfalls »in den Griff zu bekommen«. **Das war der Beginn! Wir schafften es, abzunehmen!**

Eine nicht vorhersehbare »Abnehmlawine« kam hierdurch ins Rollen. Bei unseren Mitarbeiter/innen purzelten die Pfunde gleich mit! Unsere Kunden nahmen ab! Durch Fragen über Fragen unserer Mitarbeiter/innen und unserer

Kundinnen und Kunden kam ich einfach nicht mehr zum Arbeiten. Ich erzählte das meiner langjährigen Freundin Birgit Schmidt. Praktisch veranlagt und ernährungsmäßig topp-fit sagte Birgit spontan:»Lass uns doch für alle Betroffenen einen Ratgeber darüber schreiben.« Und das taten wir. Im Mai 2003 war es so weit. *»Leichter durchs Leben*®*... endlich glücklich! Für immer ohne Diät abgenommen!«* erschien.

Seit diesem Zeitpunkt hat sich sehr viel getan. Das alles war sehr spektakulär. Nicht nur die regionale Presse wurde darauf aufmerksam. Die Zeitschrift»BILD der FRAU« berichtete in einer doppelseitigen Reportage über uns: **Super-Schlank-Erfolg: 72 Pfund weg!** Es folgten Reportagen in weiteren bekannten Zeitschriften.

Funk und Fernsehen berichteten über uns. Das Frühstücksfernsehen von SAT 1 in Berlin lud uns ein. Wir waren *live* auf Sendung!

Das allerwichtigste jedoch ist: ICH HALTE MEIN GEWICHT NOCH IMMER!

Mit vielen Jahren Abstand zu meinem ehemaligen Leben als »Dicke« (Richtigerweise müsste hier stehen»Fette«, aber das schaffe ich auch heute noch nicht.) bin ich heute in der Lage, offen darüber zu sprechen, wie »gestört« mein Verhältnis zum Essen wirklich war.

In diesem Kapitel finden Sie wahre Gegebenheiten von mir, von Mitarbeiterinnen und von einer Kundin. Es ist sehr couragiert von den Damen, hier über ihr früheres Leben zu berichten. Wenn Sie sie heute sehen, würden Sie ein solches Schicksal nicht vermuten.

Aus meinem alten Leben vor *»Leichter durchs Leben*®*«:*

Seit ich zurückdenken kann, war ich zu dick und machte eine erfolglose Diät nach der anderen. Der Jo-Jo-Effekt gab mir täglich die Hand. Was ich alles so ausprobierte mit viel Energie und wenig Erfolg finden Sie im Kapitel 5 – »Diätenschlamassel – Diätenwahn ade«.

Hier erzähle ich Ihnen, was sich wirklich abspielte. Die Frage **»Esse ich oder esse ich nicht?«** bestimmte mein Leben. Schrecklich!

Ich gehörte zu den Menschen, die nicht gerne auf etwas verzichten wollten. Mein »Pech« war auch noch (Jammer, Jammer), dass die sichtbaren Verlockungen täglich vor meinen Augen standen. Ich wollte in möglichst wenigen Wochen abnehmen. Dies umzusetzen hielt leider immer nur kurze Zeit an. Dann wurde ich *wieder schwach*.

Das Folgende muss ich mal loswerden:

Sah ich einen Lichtblick auf der Waage, nachdem ich beispielsweise acht Wochen lang mit geringen Essportionen durchgehalten hatte, entstanden Trugbilder in meinem Kopf. Ich sah, wie meine Pfunde nur so dahinschmolzen, mein Wunschgewicht rückte näher. Hatte ich mein gestecktes Ziel annähernd erreicht, gönnte ich mir eine traumhafte Belohnung! Ich kaufte mir eine 300 g schwere Tafel Schokolade mit ganzen Mandeln – und verspeiste sie sofort – ganz! Sie schmeckte köstlich und ich fühlte mich total zufrieden. Aber schon mit dem letzten Bissen überrollte mich eine Panikattacke. So eine große Menge Schokolade würde doch nicht gleich auf der Waage zu Buche schlagen??!!! Ich rannte zur Waage. Wehe, wenn die Waage mehr anzeigte. Dann war meine Laune so schlecht, dass mir jeder aus dem Weg gehen musste. *Ich konnte mich in diesem Moment selbst nicht leiden!*

In unserer Bäckerei wurden ständig neue Kuchenkreationen geschaffen. Ich beruhigte mein schlechtes Gewissen und trickste mich ganz einfach aus: Ich als Chefin **musste** diese neuen Kuchensorten probieren, um herauszufinden, ob sie geschmacklich und auch qualitativ den Kundenwünschen entsprachen. In diesen Momenten war ich selig über den genialen Geschmack.

Es blieb nicht bei einem oder zwei Probierstücken. Ich probierte den ganzen Tag, unaufhaltsam! Ich war absolut maßlos.

Aber auch beim Einkaufen kam ich an keiner Käsetheke vorbei, ohne den Verlockungen der Probierstücke zu unterliegen. In der Metzgerei war es genauso. Die Angebote schmeckten mir alle so gut, dass ich sie in großen Mengen einkaufte, obwohl ich überhaupt nicht die Absicht gehabt hatte.

In diesen unüberlegten Kaufmomenten war es mir völlig egal, dass ich schon wieder einen Tag der Diät nicht geschafft hatte.

Allein der Gedanke, nicht genug zu essen zu bekommen, machte mich hungrig und ich wollte mich n*ur noch einmal richtig satt essen*. Ich beschloss, dass es heute wirklich der *letzte Tag sein sollte, unkontrolliert zu essen*. Am nächsten Morgen würde ich zu 100% eine Diät machen!!!

Ungeplante *Essanfälle* machten mir, nachdem ich zwei bis drei Tage fast nichts gegessen hatte, das Leben schwer. Meine Gier nach Essen befriedigte ich hauptsächlich mit Nahrungsmitteln, die ich mir selbst irgendwann verboten hatte. Es waren Nahrungsmittel, von denen ich ausging, dass sie dick machen. Meine Gier war *zwanghaft*. Sie ließ keinen Raum, den eigenen Willen zu kontrollieren. Etwas in mir verlangte nach Essen, obwohl ich keinen Hunger hatte. *Ich konnte mich nicht mehr steuern*. Also aß ich, was das Zeug hielt.

Die durch mein Versagen tief in mir empfundene Leere, *musste* ich ständig mit Unmengen an Nahrung füllen. Es lief immer nach dem gleichen Schema ab. *Schuldgefühle* und Scham darüber wechselten sich ständig ab. Aber trotzdem futterte ich weiter, bis mir schlecht wurde. Meistens beruhigte ich mich mit dem Gedanken: »Du hast ja den ganzen Tag fast nichts gegessen (abgesehen von den Probierstückchen hier und da...), dann kannst du abends ruhig (mal) zuschlagen.« Dabei verlor ich dann an manchen dieser Abende komplett die *Esskontrolle* über mich. Frieden fand ich erst wieder in meinem Bett. Frieden, mit der festen Absicht, dass ab morgen alles anders werden würde! Am nächsten Tag ließ ich das Frühstück dann komplett ausfallen...!

Der Grundstein für die nächste »Fressorgie« war gelegt. Wut, Schuld und Enttäuschung hin und her. Gestraft mit Selbstverachtung. Nichts konnte diesen Kreislauf stoppen!

Meine größte Sorge war, nicht genügend Lebensmittel im Haus zu haben. Der Gedanke, Lust auf ein Lebensmittel zu verspüren und es nicht greifbar zu haben, war eine Katastrophe für mich. Aus dieser Angst heraus kaufte ich meistens alles doppelt ein. Aber nicht nur das: Ich kaufte *jahrelang* Lebensmittel ein, die keiner in unserer Familie mochte, nicht einmal ich selbst. Doch sicherheitshalber hatte ich sie für alle Fälle im Haus. Meine guten Vorsätze, beim nächsten Einkauf anders zu handeln, hatten gegen diesen Kaufzwang keine Chance. *Wieder ein Grund mehr, mich schlecht zu fühlen.*

Lektionen für meine Freundinnen:

Meine privaten Essgewohnheiten hatten keinerlei Maß, doch konnte ich bei einem Essen mit Freunden äußerst diszipliniert sein. Ich schaffte es, anstatt Vor-, Haupt- und Nachspeise nur eine Hauptspeise zu bestellen. Bei einem Buffet allerdings war meine Beherrschung dahin. Ich musste doch wenigstens von allem etwas probieren.

Meine Freundinnen waren auch hier beherrscht. Sie pickten hier und nippten da. Aber alles sehr überlegt und figurbewusst. Ich konnte hören, was sie dachten: »Kein Wunder, dass Petra so dick ist.« Ich konnte ihr Mitleid fühlen.

Aber trotz allem futterte ich, was das Zeug hielt. Meine Freundinnen taten mir dann schon fast Leid, weil sie die Wonne dieser Gaumenfreude nicht hatten, das Seligkeitsgefühl des Sattseins. Für meine Begriffe quälten sich meine Freundinnen in diesem Moment nur mit ihrer Essdisziplin. Ein bisschen neidisch darauf war ich dann allerdings schon.

Ich konnte es mir dann nicht verkneifen, sie über das Essen zu belehren: Sie könnten ja so essen, wie sie wollten, doch ohne Butter und deftige (fette) Soße würde es doch nicht schmecken. Sie sollten sich doch einmal etwas gönnen und endlich einmal etwas anderes als Salat essen.

Niederschmetternd folgte das Echo sofort: Ich sollte ruhig essen, was mir schmeckte, es würde ja nicht auf ihren Hüften landen...

Ich hasste meinen Körper und versteckte ihn:

In weiten Kleidern getarnt versteckte ich Tag für Tag meine gewaltige Leibesfülle. Am liebsten hätte ich mich mit diesem Leibesumfang vor der Welt verkrochen. Mein Wahn ging sogar so weit, dass ich bei bestimmten Festen erst gar nicht mehr zum Büffet ging. Der Gedanke beherrschte mich, alle anwesenden Personen würden mich beobachten und begutachten. Sie sprachen bestimmt über mich, z. B. »Diese fette Kuh könnte ruhig abnehmen.« Oder »Meine Güte, ist die fett.« Oder »Muss die so viel essen, wo sie schon soviel Speck auf den Hüften trägt?« usw. usw. Meine negativen Phantasien überschlugen sich.

Zur Toilette ging ich bei diesen Anlässen nur, wenn alle am Büffet waren oder sie sich zu einem geselligen Spiel von ihren Plätzen erhoben. Nur dann fühlte ich mich nicht beobachtet. Ich blieb lieber auf meinem Platz sitzen, bevor ich mit meiner Beleibtheit durch irgendeine Menschenmenge gegangen wäre, geschweige dann dort noch alte Bekannte getroffen hätte, die mein Aussehen taxiert hätten.

Natürlich musste ich bei diesen Festen meine Tanzleidenschaft unterdrücken. Der Gedanke daran, dass die Anwesenden meinen Tanzpartner und mir zusehen könnten, wie sich meine üppigen Proportionen im Rampenlicht hin und her wälzten, ließ mich innerlich erschaudern. Konsequent lehnte ich jede Tanzaufforderung dankend ab.

Nie wieder Badeurlaub:

Ich schwimme gerne und wäre gewiss ins Schwimmbad gegangen, aber zum Glück hatte ich immer eine Menge Ausreden parat. Entweder hatte ich zu wenig Zeit, es war zu voll zum Schwimmen oder das Kindergeschrei wäre mir zu laut... In Wirklichkeit lechzte ich nach einer Abkühlung im erfrischenden Nass bei glühenden Sommertemperaturen.

Wenn der Wunsch nach Abkühlung dann immer drängender wurde, erinnerte ich mich jedoch an die vielen Demütigungen von einem Sommerurlaub an einem Swimmingpool: Dort vergnügten sich vier junge Männer am Beckenrand. Die Situation beobachtend fragte ich mich, ob sie mich wohl bemerken würden. Dies war doch eigentlich ganz egal, da sie mich nicht kannten. Außerdem war ich mir sicher, dass ich ihnen nie wieder begegnen würde.

Auf meiner Liege schwitzte ich so sehr, dass mir der Schweiß von meiner Stirn perlte und mir, langsam aber unaufhaltsam, in die Augen tropfte. Als sich ein Schleier vor meinen Augen bildete, blieb mir nur eine Rettung: Ich redete mir Mut zu, von der Liege aufzustehen und ins Wasser zu gehen. Dort würde ich keinen Menschen antreffen.

Die Angst schnürte mir die Kehle zu. Jetzt konnte jeder meinen stattlichen Umfang sehen, den ich sonst immer gut verbarg. Bei jeder Wetterlage, egal ob es kalt oder heiß war, hüllte ich mich in weite Kleider ein. Sie dienten als Schutzschild. Sie machten mich unangreifbar. Ich hasste meine sackartigen Kleider und fühlte mich überhaupt nicht wohl darin. Aber immerhin konnte durch sie keiner meine tatsächlichen Speckrollen sehen.

Hier im Badeanzug am Pool war dies schon eine andere Sache. Ich schwitzte nicht nur von der Sonne, sondern vielmehr auch deswegen, wie ich an diesen Typen unbemerkt vorbeikommen sollte. Nachdem ich eine Stunde lang mit mir gehadert hatte, gehe ich oder gehe ich nicht, alberten diese Typen noch immer am Swimmingpool herum. Tapfer entschloss ich mich, schnell, mit gesenktem Kopf, ins Schwimmbecken zu steigen.

Ohne Abkühlung stürzte ich ins Wasser. Vor Kälte stockte mir der Atem. Ich bekam keine Luft. Das lag aber auch daran, dass über mich getuschelt wurde. Gleich darauf folgte schallendes Gelächter. Dann folgte der dumme Spruch: »Eintritt nach Gewicht! Was für eine Wasserverschwendung, wenn die reinspringt«. Was ich in dem Moment dachte, darf ich hier nicht sagen. Es half ja auch wenig.

Die Abkühlung tat gut. Die Jünglinge Marke »Spargeltarzan« machten keine Anstalten, ihren Platz am Swimmingpool zu verlassen. Nachdem ich eine Stunde im Wasser aushielt, hatte ich das Gefühl, mir müssten jeden Augenblick Schwimmhäute wachsen.

Folglich musste ich wiederum an diesen Typen vorbei. Doch kein Mensch konnte mich in diesem Moment dazu bringen, aus dem Wasser zu steigen. Da nahte meine Rettung: Mein Mann kam endlich vom Tauchen zurück. Ich winkte ihm und rief, er solle mir bitte ein Handtuch bringen. Mir wäre es eiskalt. Mein Mann war mein Erlöser aus dieser furchtbaren Situation! Ich hasste meinen Körper. Ich hasste dieses Gefühl, jeder würde sich lustig über mich machen und jeder würde mich ständig beobachten. Ich beschloss, meinen nächsten Urlaub im Gebirge zu verbringen. Nichts mehr mit Schwimmen, nur noch Wandern war angesagt!

Betroffene in meinem Arbeitsalltag:

Meine ebenfalls diätgeschädigten Mitarbeiterinnen freuten sich über meinen Erfolg und machten mit. Es fiel ihnen leicht, in der Abnehmphase 30 g Fett pro Tag zu verzehren. Sie nahmen zwischen 20, 30, 40 und 60 Kilo ab! Später, ab der Haltephase, aßen sie 60 bis 70 g Fett pro Tag. Der »normale« Alltag kehrte bei ihnen wieder ein.

Interessanterweise geht es heute in unserem Unternehmen nicht mehr, wie in all den Jahren zuvor, um Diäten. Es geht nur noch um den gesunden Hunger. Es bereitet mir eine große Freude, meine normalgewichtigen Damen zu sehen, wie sie vernünftig essend ihren Alltag leben. Das war ja nicht immer so.

Hier ein Bericht aus dem Leben einer Mitarbeiterin heute und vor »Leichter durchs Leben®«:

In unserem kleinem Bäckerladen wird täglich Hand in Hand zusammengearbeitet. Da bleiben nicht viele Geheimnisse offen. Unsere Mitarbeiterin, die seit elf Jahren als Erstverkäuferin tätig ist, hat mit *»Leichter durchs Leben®«* eindrucksvoll fast **40 kg** abgenommen. Herzlichen Glückwunsch dazu!

All die Jahre davor konnte ich sie jedes Mal motivieren, alle mögliche Diäten mit uns auszuprobieren. Abnehmerfolge stellten sich aber für uns alle nie ein. Ich war mit ihren Essgewohnheiten sehr vertraut. Die Diät-Eskapaden dieser Dame waren besonders extrem. So verspeiste sie bei einer bestimmten Diät nur Obst. Jeden Morgen kam sie mit riesigen Obstvorräten zur Arbeit. Bis zum Feierabend wurden die vollständig verspeist. Monatelang zog sie diese Obstdiät durch! Es fielen zwar bei ihr die Kilos. Doch niemand hält das auf Dauer durch. Auch sie blieb nicht verschont. Sie litt schlimme Hungerqualen, die sich mit heimlichen Fressattacken abwechselten. Auch so schaffte sie es nicht, ihr Wunschgewicht zu erreichen, geschweige denn, es zu halten.

Erst mit *»Leichter durchs Leben*®*«* lernte sie nach und nach, sich richtig zu ernähren und dabei noch abzunehmen. Genau wie bei mir. Sie wagte einen Berliner zu essen! »Mmmhh, wie gut! Wirkt sich das wirklich nicht auf mein Gewicht aus?«, fragte sie mich ganz erstaunt. Sie glaubte, dass alles, was gut schmeckt, dick macht. Doch sie vertraute *»Leichter durchs Leben*®*«* und begann z. B., *zwei* Brötchen mit Frischkäse und Honig zu frühstücken. Die Angst, zuzunehmen, saß ihr immer noch im Nacken. War es wirklich möglich, durch vernünftiges Essen dauerhaft abzunehmen? Es dauerte bei ihr keine zwei Wochen und die ersten Erfolge zeichneten sich ab. Bis heute ist ihre einstige Essstörung behoben.

Nach ihrem unglaublichen **Abnehmerfolg von 40 Kilo** hörte sie es immer wieder gerne, wenn ihre Chefin von Kunden gefragt wurde: »Wo ist denn ihre nette, dicke Verkäuferin?« Sie gibt sich dann strahlend zu erkennen und freut sich über das Staunen und die Sprachlosigkeit der Kunden.

Mich persönlich freut es, wenn ihr Mann zu mir in den Laden kommt und eine Tüte Brötchen mit nach Hause nimmt. Es gab Zeiten, da habe ich ihn immer gefragt: »Was nur zwei Brötchen?«, worauf er mir immer antwortete, dass seine Frau wegen der Kalorien doch keine Brötchen esse ...

Wie schafft man es, dick zu bleiben?

Können Sie sich vorstellen, dass eine Mitarbeiterin zwei Packungen Pralinen innerhalb weniger Minuten mit Genuss verspeisen, anschließend zwei Eisbecher und zum Abschluss noch zwei Tafeln Schokolade essen konnte? *Nein?*

Der Katzenjammer war anschließend groß, das Reuegelöbnis mit einem gefüllten, drückenden und aufgeblähten Bauch sehr glaubwürdig. Dies war das letzte Mal, spuckte ihr als tröstlicher Gedanke im Kopf herum. Dabei wusste sie ganz genau, dass dieses letzte Mal irgendwann auch wieder das erste Mal sein würde.

Können Sie sich vorstellen, dass man über eine Unmenge von Ausreden für Fressorgien verfügen kann und dass meine Mitarbeiterin es immer so legte, dass die Ausrede für ein Gelage immer genau passend war? *Nein?* Lesen Sie bitte weiter:

Morgens frühstückte sie nicht, weil sie keinen Hunger hatte. Mittags brauchte sie auch nichts zu essen und fand es prima, so lange nichts vertilgt zu haben. Meldete sich gegen Abend der Hunger bei ihr, kam die Stunde der Wahrheit. Eigentlich hatte sie geplant, heute gar nichts zu essen. Doch jetzt galt es! Sie war ja noch nüchtern. Jetzt konnte gespeist werden, egal was. Es konnte ihr also nicht schaden, etwas zu essen. Hauptsache der Hunger tat nicht mehr so weh.

In Gedanken war sie hin- und hergerissen. Vielleicht hatte sie ja Lust, heute Abend spontan für die Familie ein Lieblingsessen zu kochen? Oder eine Pizza wäre in diesem Moment vielleicht auch nicht zu verachten. Enorme Gelüste erwachten in ihr.

Mit probeweise drei Esslöffeln Kartoffelsalat aus dem Kühlschrank glaubte sie sich beruhigt. Dann wieder – Kühlschranktür auf – noch ein Löffel Kartoffelsalat. Dann – Kühlschranktür auf – noch zwei Löffel. Zum Schluss war die Packung vollständig geleert. Satt? Nein. Es gab kein Halten mehr. »Die Packung Kartoffelsalat war ja so klein. Da könnte ich ruhig noch ein Bockwürstchen dazu essen, oder vielleicht auch zwei. Da diese Dinger so winzig klein waren, könnte ich die restlichen Bockwürstchen auch noch essen, bevor sie im Glas vergammelten...«

Das war so lecker, und tatsächlich hätte sie satt sein müssen. Aber nein, sie wusste, dass sie nicht satt war. Also gönnte sie sich noch ein kleines Eis aus der Kühltruhe. Sicherheitshalber nahm sie gleich eine Eistorte für den Fernsehabend.

Bevor die halb aufgetaute Eistorte mit vielen »Auftaukeimen« wieder eingefroren werden musste, vertilgte sie mit einen Glücksgefühl den Rest. *Für ihre Gesundheit war ihr halt nichts zu anstrengend, dachte sie glücklich und satt???!!!*

Am nächsten Morgen bekam sie die Quittung. Ihr war übel, ihr Bauch aufgebläht. Ganz genau so, wie bei der vorherigen Fressorgie und unzähligen davor.

Programmgemäß folgte hier sofort ein Reuegelöbnis. Das war das letzte Mal, das aller-, aller-, aller-, allerletzte Mal. (Schon mal gehört?)

So sieht die Realität von essgestörten Übergewichtigen wirklich aus.

Gott sei Dank ist das für uns alle Vergangenheit! Wir haben es geschafft!

Bericht einer Mitarbeiterin:

Seit meinem zwanzigsten Lebensjahr hatte ich eine Fressattacke nach der anderen, gepaart mit unzähligen Hungerkuren. Nichts half. Seit 15 Jahren arbeite ich mit Frau Lukasch zusammen. Viele Diäten und Fastenkuren hielten wir zusammen mit Kolleginnen durch. Alles umsonst! Unser Gewicht pendelte auf und ab, auf und ab und anstatt weniger, wurde es immer mehr.

Dann endlich kam *»Leichter durchs Leben®«* in unser Leben. Ich sah den Abnehmerfolg meiner Chefin, befürchtete aber, dass dies total kompliziert sei.

Bevor ich allerdings tatenlos neidisch zusehen würde, wie bei allen anderen Kolleginnen die Pfunde nur so purzelten, machte ich einfach mit.

Genau wie bei meiner Kollegin stellten sich nach zwei Wochen schöne Abnehmergebnisse ein. Zum ersten Mal seit vielen Jahren konnte ich ohne Reue, ohne Gewissensbisse, mit Genuss mein geliebtes Quarkstückchen essen. Auch ich habe es geschafft! Bei mir fielen satte 25 Kilo.

Dies ist nun drei Jahre her. Zwischenzeitlich habe ich mich sogar einer Bauchschürzen- OP unterzogen. Meine Haut war durch die unzähligen Diäten sehr strapaziert. Das überschüssige Gewebe ist nun Vergangenheit, so wie diese Geschichte. Davon bin ich felsenfest überzeugt!

Neugierig? Stöbern Sie auf unserer Web-Site nach Vorher-/Nachher-Bildern: www.leichterdurchsleben.com.

Eine unglaubliche Geschichte einer Kundin, aber wahr:

Auch diese Kundin konnte durch »Leichter durchs Leben«, ihrem Kummer ein Ende bereiten.

An einem Sonntag kam ein attraktives Pärchen in unser Café. Ich nenne sie Roxanne und Max. Sie hielten mir unser Buch, *»Leichter durchs Leben®... endlich glücklich! Für immer ohne Diät abgenommen!«* hin mit der Bitte, zur Abrundung ihres Glücks eine persönliche Signatur hineinzuschreiben. Meine beiden Gäste spürten, dass ich mich gerne mit »Leidgenossen« unterhalte. So erzählten sie mir ihre ganze Geschichte.

Mir saß eine Frau gegenüber, die totales Glück ausstrahlte. Sie war sehr schön. Ich konnte mir nicht vorstellen, dass diese Frau früher zu den unglücklichen Menschen gehörte. Aber das täuschte. Ihr Leben lang kämpfte Roxanne vergeblich mit ihrem Übergewicht. Als gestandene Anwaltsgehilfin arbeitete sie viel und wurde sehr geschätzt. Doch privat lebte sie schüchtern und zurückgezogen. Sie hatte keine Familie mehr. Ihre letzte Liebesbeziehung lag Jahre zurück.

Roxanne traf sich gerne mit netten Leuten zu einem Chat. So war es auch an Weihnachten 2004. In einem Chat tummelten sich am Weihnachtsabend viele

Leute, die wenig Sinn für dieses Fest hatten. Nur einer schrieb: »Wer will heute Abend mein Christkind sein?«. Die Idee gefiel Roxanne sehr gut und sie gab ihm zur Antwort: »Ich will dein Christkind sein.« Das war der Beginn. Von nun an schrieben sie sich jeden Abend. Bereits kurz vor Silvester schlug er ihr vor, in Köln oder Hamburg das kommende Jahr gemeinsam zu beginnen...

Nein, wegen ihrer Körperfülle könnte sie ihn unmöglich treffen! Er wusste zwar, dass sie mollig war, aber nicht, dass sie 102 kg wog! Lange nach Ausreden suchend, ließ sie ihre tote Mutter wieder auferstehen. Pflegebedürftig versteht sich. Eine kranke Mutter ging nun mal vor!

Als er im Frühling erneut auf ein Treffen drängte, hatte sie noch kein Gramm abgenommen. Aber ihr Gewicht wollte einfach nicht schwinden.

Sie musste sich erneut Zeit zum Abnehmen verschaffen und schickte ihre angebliche Mutter in Kur, inkl. sich selbst als Begleitperson. Das untermauerte sie mit dem Namen der Kurklinik, die sie in einer Zeitung fand. Roxanne würde in einer Pension mit Internetanschluss wohnen. So wären die allabendlichen Meetings gesichert. Noch einmal vier Wochen warten. Max war entsetzt!

Während des »Kuraufenthaltes«, in Wirklichkeit zu Hause sitzend, schrieb sie ihm äußerst karg darüber. Seine Fragen bezüglich des Aufenthaltes blieben unbeantwortet. Max spürte, dass irgendetwas nicht in Ordnung war. So fuhr er am nächsten Tag einfach hin. Warum war sie so merkwürdig? War sie etwa verheiratet?

In der Kurklinik verkrampft einen Blumenstrauß haltend angekommen, erfuhr er, dass die Mutter von Roxanne weder heute noch früher in dieser Kurklinik verweilte. Diese Frau existierte dort nicht!

Zurück in Hamburg setzte er alle Hebel in Bewegung, um die Adresse von Roxanne in Köln herauszufinden. Währenddessen schrieb Roxanne weiterhin fröhlich »aus der Kur«. Er ahnte nicht, dass sie seit einer Woche mit der Illusion fastete, dadurch ihre Pfunde in kürzester Zeit zu verlieren.

Sobald er konnte, fuhr Max zu Roxannes Wohnung. Er wusste, dass sie noch in der Kanzlei arbeitete. Bei einer Nachbarin gab er sich als Schulfreund aus. Erleichtert erfuhr er, dass Roxanne alleinstehend war! Er wartete versteckt im Treppenhaus.

Endlich stieg eine sehr gut aussehende, aber unglaublich dicke Frau mit vielen Einkaufstüten die Treppen hinauf. Das sollte Roxanne sein?

Kurze Zeit später erstürmte Max die Treppen zu ihrer Wohnung. Mit Schweißperlen auf der Stirn klingelte er. Nun endlich würde seine geliebte Roxanne die Tür aufmachen und ihm um den Hals fallen. Doch es kam anders.

Die Tür wurde einen Spalt geöffnet. Max hauchte ihren Namen. Ihr wundervolles Gesicht und ihre Ausstrahlung ließen ihn total vergessen, dass sie stark übergewichtig war. Sie sahen sich an. Roxanne wusste sofort, dass er der geliebte Traumprinz war. Doch dass er jetzt vor ihr stand, war der Alptraum ihres Lebens. Die dicke Wahrheit – Roxanne!

Mit ihrem Fuß in der Türöffnung hielt sie Max davon ab, einzutreten. Die Tür war ihr Schutzschild. Ihr voller Umfang sollte ihm so verborgen bleiben. Tapfer erklärte sie, sie hätte jetzt und die nächsten Stunden keine Zeit. Sie könnten sich am nächsten Tag treffen. Vollkommen niedergeschmettert sagte Max zu.

Wieder war er ohne Roxanne und noch dazu in einer fremden Stadt. Max suchte sich ein Hotelzimmer.

Um sich abzulenken, wollte er sich für den Abend ein Buch zu kaufen. In einer Buchhandlung entdeckte er *»Leichter durchs Leben®... endlich glücklich! Für immer ohne Diät abgenommen!«.* Auf dem Titelbild war eine übergewichtige, unglückliche, aber liebreizende junge Frau abgebildet, die aussah wie seine Roxanne. Daneben war ein Foto dieser Frau – schlank und strahlend schön.

Spontan kaufte er das Buch und las es in der Nacht. Dann wusste er ganz genau, dieses Buch war der Schlüssel zu Roxannes Problem. Es erschien ihm so leicht, damit abzunehmen. Morgen wollte er ihr dieses Buch schenken!

Roxanne hatte den größten Liebeskummer aller Zeiten und verbrachte eine schlaflose Nacht. Sie war überzeugt, ihn nie wieder zu sehen. Umso erstaunter war sie, als Max am nächsten Abend tatsächlich vor ihrer Tür stand.

Alles war jetzt so einfach. Er liebte sie und sie liebte ihn. Er verzieh ihr ihre Lügen. Nichts trennte sie voneinander.

Voller Liebe überreichte er ihr sein Geschenk mit den Worten: »Hier habe ich die Lösung für dich. Damit wird in Zukunft alles leichter.«

Sie erstarrte. Er schenkte ihr ein Abnehmbuch! Sehr verletzt warf sie ihn sofort aus der Wohnung und das Buch in den Mülleimer. Sie weinte stundenlang! Sie hatte unbändige Wut und zugleich große Sehnsucht nach ihm.

Als sie sich beruhigt hatte, nahm sie das Buch und blätterte darin herum. Sie konnte es nicht aus der Hand legen! Dieses Buch war ihre Geschichte! Sie war erschüttert über die Tatsache, wie leicht es war, abzunehmen und schlank zu bleiben.

Noch in dieser Nacht fuhr sie in das Hotel, in dem Max abgestiegen war. Sie zitterte vor Angst, er wäre abgereist. Sie hatte keine andere Adresse von ihm. Der Portier rief Max in die Hotelhalle.

Max nahm Roxanne einfach nur an die Hand und führte sie in sein Zimmer. Wie es dort weiterging, erzählen wir nicht. Lassen Sie Ihre Phantasie schweifen.

Roxanne nahm mit Hilfe des Buches 48 kg ab! Die beiden sind heute sehr glücklich verheiratet.

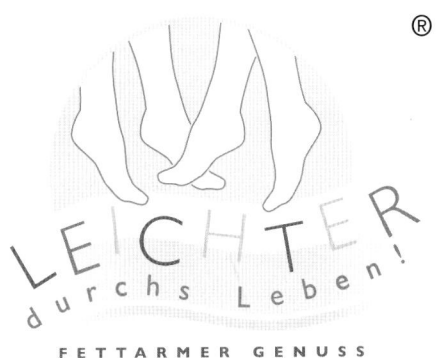

KAPITEL 3

Würde ich gerne oder will ich wirklich?

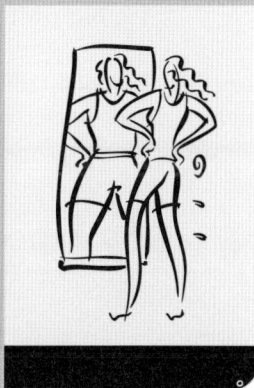

Würde ich gerne oder will ich wirklich?

Nun liegt es an **Ihnen,** zu erkennen, ob Sie wirklich **bereit sind, diesen Weg jetzt zu gehen.** Würden Sie eigentlich gerne abnehmen? **Oder wollen Sie es wirklich?**

Jeder Mensch hat seine persönlichen Schwächen, mit denen ein jeder anders umgeht. Kämpfen die einen Menschen ein Leben lang vergeblich gegen **ihre** Schwächen an, so akzeptieren andere Menschen, mit ihren Schwächen zu leben.

Es gibt aber auch Menschen, die aus ihren Schwächen persönliche Stärken machen. Darin liegt Ihre große Chance! Arbeiten Sie nicht an Ihren Schwächen, sondern arbeiten Sie an Ihren Stärken!

Wie das geht?

Ihr Traum von Ihrem Wunschgewicht ist leicht und ohne Qualen für Sie für immer erreichbar. Stellen Sie sich vor, wie Sie aussehen werden, wenn Sie Ihr Wunschgewicht erreicht haben. Überlegen Sie sich: »Was ändert sich für mich, wenn ich mein Wunschgewicht erreicht habe?«

> **Ich kann mir die Kleidung kaufen, die mir gefällt!**
>
> **Ich fühle mich in meiner Haut wohl!**
>
> **Ich finde den Partner meines Lebens!**
>
> **Ich habe ein starkes Selbstbewusstsein!**
>
> **Ich bin endlich glücklich!**
>
> **Ich bin frei!**

Schauen Sie buchstäblich durch eine rosarote Brille. Formulieren Sie Ihre eigenen Ziele. Immer wieder! Ihr Unterbewusstsein arbeitet intensiv daran, Ihr Wunschbild zu verwirklichen.

PHANTASIEN ENTFESSELN KRÄFTE!

Der Umgang mit Essen ist für viele Menschen eine ihrer größten Schwächen. So war das auch bei mir. Mein Leben lang kämpfte ich gegen überflüssige

Pfunde an und probierte eine Diät nach der anderen aus. Am Ende gab ich immer wieder auf. Ich wurde dicker und dicker...

Doch ich musste etwas ändern, weil mein Übergewicht mich in meinem Lebensgefühl wirklich schwächte und die Freude am täglichen Leben zu sehr einschränkte.

Ich wollte und musste etwas ändern, weil mein Übergewicht

- meine Gesundheit gefährdete (siehe Kapitel 3).
- mir Schmerzen im Kopf-, Rücken- und Verdauungsbereich bereitete.
- mich in meinem Lebensraum einschränkte.
- mich einsam machte, ich zog mich zurück.
- mich daran hinderte, etwas in meinem Leben zu verändern.
- mich teilweise depressiv machte.
- mich ständig und immer beschäftigte.

Sie müssen aber nichts ändern, wenn Ihr Übergewicht

- kein Gesundheitsrisiko für Sie bedeutet.
- zwar Ihr Gewissen belastet, aber Sie nicht wirklich stört.
- eher andere Menschen als Sie selbst stört.

Fragen Sie sich: **Will ich wirklich abnehmen? Leide ich so sehr, dass ich mich entschlossen habe, mit all meiner inneren Willensstärke meiner Leibesfülle zu entkommen?**

Ich möchte Ihnen gerne Folgendes erzählen:

Häufig kommen Menschen zu mir. Sie berichten, dass sie es einfach nicht schaffen, abzunehmen. Immer wieder haben Sie Ausreden für ihre Leibesfülle. Sie nennen als Gründe beispielsweise Geburtstagsfeiern, Urlaub, Ärger, Arbeitsstress usw.

Nicht die Ernährungsumstellung hindert einen Menschen daran, den Schritt in ein neues Leben zu gehen. Es ist die Angst vor Verzicht, die Angst vor etwas Unbekanntem und auch die Angst vor Hungerqualen.

Ein weiterer Leidensweg durchs Abnehmen wird Ihnen mit *»Leichter durchs Leben®«* **erspart. Für immer!**

> *NIE WIEDER HUNGERN! NIE WIEDER DIÄT!*
> *SIE STEHEN AUF DEM SIEGERTREPPCHEN!*

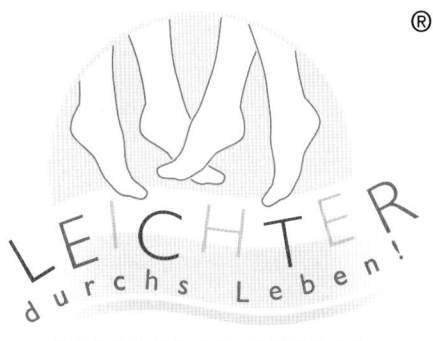

LEICHTER
durchs Leben!

FETTARMER GENUSS ®

KAPITEL 4

Einmal rund ums Übergewicht!

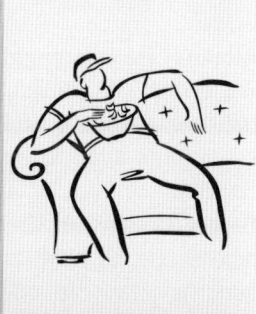

Einmal rund ums Übergewicht!

Von Natur aus sind alle Lebewesen schlank. Unser Körper speichert von der Natur so vorgegeben, seit Millionen von Jahren Fett, um die Fettspeicher für Notzeiten zu füllen. Mit diesem Programm half er unseren Vorfahren, zu überleben. Genial. Doch in der heutigen Zeit, in der Nahrung für wenig Geld überall zu haben ist, schlägt der positive Effekt ins Negative. Heute ist es kein Problem mehr, gut zu essen. Die Nahrungsmittelindustrie nutzt es aus, unsere Bedürfnisse zu stillen. Sie wirft schnelles Essen, voll auf unsere Geschmacksnerven abgestimmt, auf den Markt. Wir gehen einer Generation entgegen, die im herkömmlichen Sinn gar nicht mehr kochen kann oder kochen will. Wir essen entweder aus der Hand oder außer Haus. Küchen sind oftmals nur noch Dekostücke innerhalb der Wohnung.

Unser Ernährungsverhalten hat sich rapide verändert. Wir leben alle am Puls der Zeit. Wir leben in **»Unkenntnis«** dessen, was das Richtige für uns ist und haben jegliches Maß verloren. Unser Ernährungsstil ist unserer Lebensweise nicht angepasst. Das ist das Kernproblem.

In unserem Alltag fehlt schon die normale Bewegung, die wir vor gar nicht allzu langer Zeit benötigten, um unseren Alltag zu bewältigen. Heute wird ein Anruf getätigt, dann kommen unsere Perle und der Gärtner für den Zierrasen ins Haus. Wir kaufen den Salat mundgerecht und gewaschen. Zum Brotbacken haben wir Geräte. Bei Handwäsche kommen wir schon ins Schwitzen. **Unser Tun und unser Verhalten hat sich in den letzten Jahrzehnten geändert!**

Unser Nahrungsangebot hat sich ebenfalls geändert. Wann immer wir Lust haben, Pizza oder Haxe zu essen, kaufen wir uns dies ganz einfach. Aber wollen wir eine leckere Gemüsesuppe essen, haben wir ein Problem. Wie geht das denn?

Alles ist im Überangebot. Essen zu beschaffen, ist nichts Besonderes mehr. Wir essen. Wir denken, wir essen gut. Doch die verbraucherfreundlichen Ernährungsangebote sind zu **fett**, mit Konservierungsstoffen belastet und vor allem **ohne ausreichenden Nährwert.** Und deswegen essen wir meistens das Falsche!

Genau! Das wissen Sie ja schon längst alles. Doch geändert haben Sie trotzdem nichts. Es können noch so viele Experten und Ernährungs-Gurus predigen, Sie sollen dies oder jenes tun. »Iss nur Eiweiß, iss keine Kohlenhydrate, mach Trennkost...« Niemand ändert einfach etwas, so lange er sich in seiner Haut noch wohlfühlt.

Haben Sie dann ein Problem, gehen Sie zum Arzt. Er sagt Ihnen, essen Sie nicht zu fett, weniger Zucker, bewegen Sie sich mehr. Und dann? Haben Sie nicht die Lösung Ihres Problems.

Wo ist denn das Fett? Wo ist denn der Zucker, wie soll ich mich bewegen? Vor Ihrem Arztbesuch wussten Sie wenig über richtiges Essen und jetzt sind Sie auch nicht schlauer. Wieder stehen Sie alleine da!

Mit *»Leichter durchs Leben®«* und *»Trotz Krümelkuchen und Käsesahne«* ist das jetzt anders! Wir klären Sie auf!

Was ist Übergewicht?

DAS SPÜRT MAN, DAS WEISS MAN, DAS SIEHT MAN.

Der Blick in den Spiegel:
Mein Gegenüber im Spiegel erinnert mich an eine Sturmflut. Von meinem Oberkörper abwärts rollt eine kaum spürbare Welle, die sich zu einem Monster auftürmt, sobald die unteren Bauchschichten vom Gürtel gestoppt werden.

Spaß beiseite.

Es ist nicht zu übersehen, dass es in unserer heutigen Überflussgesellschaft immer mehr Menschen mit Übergewicht gibt. Die Grenzen, was als »normal« akzeptiert oder als »Übergewicht« gewertet wird, werden individuell sehr unterschiedlich ausgelegt.

Wenn Sie mit Ihrer Figur unzufrieden sind, weil die Pölsterchen auf der Hüfte wachsen und Ihre schmale Taille verschwunden ist, heißt das nicht automatisch, dass Sie tatsächlich übergewichtig sind. Erst wenn sich so viel Körperfett angesammelt hat, dass es Ihrer Gesundheit schadet oder diese gefährdet ist, wird von Übergewicht gesprochen.

Wo Übergewicht beginnt, hängt verstärkt vom Zeitgeist ab. Es verschiebt sich infolge von Ärztekongressen schon mal um ein paar Kilo hoch oder runter. Weltweit wurden dennoch klare Richtlinien festgelegt.

Als Übergewicht wird eine Erhöhung des Körpergewichtes, das über das Normalgewicht hinaus geht, bezeichnet.

1. Ermittlung des Normalgewichtes nach Broca:

Das Normalgewicht eines Menschen ist von vielen Faktoren, wie z. B. Geschlecht, Körperbau und Alter abhängig. Zur Ermittlung des Normalgewichtes haben sich zwei Verfahren durchgesetzt.

Broca'sches Normalgewicht:

Der französische Chirurg entwickelte die folgende Formel:

Broca'sches Normalgewicht = Körpergröße in cm – 100

Beispiel: Eine 45-jährige Frau mit einer Körpergroße von 1,78 cm hätte ein Broca'sches Normalgewicht von 78 kg.
Ziehen Sie vom Normalgewicht 10 % ab, haben Sie das Idealgewicht ermittelt: 78 kg – 7,8 kg = 70,20 kg Idealgewicht.
Wird das Normalgewicht bis zu 10 % überschritten, ist das das »Wohlfühlgewicht«: 78 kg + 7,8 kg = 85,8 kg »Wohlfühlgewicht«.

Leichtes Übergewicht liegt 10–20 % über dem Normalgewicht. Starkes Übergewicht übersteigt das Normalgewicht um mehr als 20 %. Extremes Übergewicht beginnt nach Broca bei einem prozentualen Übergewichtsfaktor von über 40 %.

2. BMI = Body-Mass-Index:

Die WHO (Weltgesundheitsorganisation) klassifiziert heutzutage **Übergewicht und Adipositas** nach dem **Body-Mass-Index.**
Mit dem BMI errechnen Sie Ihr Sollgewicht, bezogen auf die Körpergröße. So finden Sie heraus, wo Sie stehen.

Die Formel für die Berechnung des BMI lautet:

$$BMI = \frac{\text{Körpergewicht in kg}}{\text{Körpergröße m}^2}$$

Ein Beispiel hierfür: Ich bin 1,63 m groß und wiege immer noch 58,5 kg (!).
58,5 : (1,63 x 1,63) = 22,02 = Idealer Bereich
Nachfolgende Tabellen erleichterten Ihnen das Rechnen. So ist es ganz einfach, Ihren BMI zu ermitteln.

BMI Frauen

Gewicht in kg	Größe in m																		
	1,50	1,52	1,54	1,56	1,58	1,60	1,62	1,64	1,66	1,68	1,70	1,72	1,74	1,76	1,78	1,80	1,82	1,84	1,86
100	44,4	43,3	42,2	41,1	40,1	39,1	38,1	37,2	36,3	35,4	34,6	33,8	33,0	32,3	31,6	30,9	30,2	29,5	28,9
98	43,6	42,4	41,3	40,3	39,3	38,3	37,3	36,4	35,6	34,7	33,9	33,1	32,4	31,6	30,9	30,2	29,6	28,9	28,3
96	42,7	41,6	40,5	39,4	38,5	37,5	36,6	35,7	34,8	34,0	33,2	32,4	31,7	31,0	30,3	29,6	29,0	28,4	27,7
94	41,8	40,7	39,6	38,6	37,7	36,7	35,8	34,9	34,1	33,3	32,5	31,8	31,0	30,3	29,7	29,0	28,4	27,8	27,2
92	40,9	39,8	38,8	37,8	36,9	35,9	35,1	34,2	33,4	32,6	31,8	31,1	30,4	29,7	29,0	28,4	27,8	27,2	26,6
90	40,0	39,0	37,9	37,0	36,1	35,2	34,3	33,5	32,7	31,9	31,1	30,4	29,7	29,1	28,4	27,8	27,2	26,6	26,0
88	39,1	38,1	37,1	36,2	35,3	34,4	33,5	32,7	31,9	31,2	30,4	29,7	29,1	28,4	27,8	27,2	26,6	26,0	25,4
86	38,2	37,2	36,3	35,3	34,4	33,6	32,8	32,0	31,2	30,5	29,8	29,1	28,4	27,8	27,1	26,5	26,0	25,4	24,9
84	37,3	36,4	35,4	34,5	33,6	32,8	32,0	31,2	30,5	29,8	29,1	28,4	27,7	27,1	26,5	25,9	25,4	24,8	24,3
82	36,4	35,5	34,6	33,7	32,8	32,0	31,2	30,5	29,8	29,1	28,4	27,7	27,1	26,5	25,9	25,3	24,8	24,2	23,7
80	35,6	34,6	33,7	32,9	32,0	31,3	30,5	29,7	29,0	28,3	27,7	27,0	26,4	25,8	25,2	24,7	24,2	23,6	23,1
78	34,7	33,8	32,9	32,1	31,2	30,5	29,7	29,0	28,3	27,6	27,0	26,4	25,8	25,2	24,6	24,1	23,5	23,0	22,5
76	33,8	32,9	32,0	31,2	30,4	29,7	29,0	28,3	27,6	26,9	26,3	25,7	25,1	24,5	24,0	23,5	22,9	22,4	22,0
74	32,9	32,0	31,2	30,4	29,6	28,9	28,2	27,5	26,9	26,2	25,6	25,0	24,4	23,9	23,4	22,8	22,3	21,9	21,4
72	32,0	31,2	30,4	29,6	28,8	28,1	27,4	26,8	26,1	25,5	24,9	24,3	23,8	23,2	22,7	22,2	21,7	21,3	20,8
70	31,1	30,3	29,5	28,8	28,0	27,3	26,7	26,0	25,4	24,8	24,2	23,7	23,1	22,6	22,1	21,6	21,1	20,7	20,2
68	30,2	29,4	28,7	28,0	27,2	26,6	25,9	25,3	24,7	24,1	23,5	23,0	22,5	22,0	21,5	21,0	20,5	20,1	19,7
66	29,3	28,6	27,8	27,1	26,4	25,8	25,1	24,5	24,0	23,4	22,8	22,3	21,8	21,3	20,8	20,4	19,9	19,5	19,1
64	28,4	27,7	27,0	26,3	25,6	25,0	24,4	23,8	23,2	22,7	22,1	21,6	21,1	20,7	20,2	19,8	19,3	18,9	18,5
62	27,6	26,8	26,1	25,5	24,8	24,2	23,6	23,1	22,5	22,0	21,5	21,0	20,5	20,0	19,6	19,1	18,7	18,3	17,9
60	26,7	26,0	25,3	24,7	24,0	23,4	22,9	22,3	21,8	21,3	20,8	20,3	19,8	19,4	18,9	18,5	18,1	17,7	17,3
58	25,8	25,1	24,5	23,8	23,2	22,7	22,1	21,6	21,0	20,5	20,1	19,6	19,2	18,7	18,3	17,9	17,5	17,1	16,8
56	24,9	24,2	23,6	23,0	22,4	21,9	21,3	20,8	20,3	19,8	19,4	18,9	18,5	18,1	17,7	17,3	16,9	16,5	16,2
54	24,0	23,4	22,8	22,2	21,6	21,1	20,6	20,1	19,6	19,1	18,7	18,3	17,8	17,4	17,0	16,7	16,3	15,9	15,6
52	23,1	22,5	21,9	21,4	20,8	20,3	19,8	19,3	18,9	18,4	18,0	17,6	17,2	16,8	16,4	16,0	15,7	15,4	15,0
50	22,2	21,6	21,1	20,5	20,0	19,5	19,1	18,6	18,1	17,7	17,3	16,9	16,5	16,1	15,8	15,4	15,1	14,8	14,5
48	21,3	20,8	20,2	19,7	19,2	18,8	18,3	17,8	17,4	17,0	16,6	16,2	15,9	15,5	15,1	14,8	14,5	14,2	13,9
46	20,4	19,9	19,4	18,9	18,4	18,0	17,5	17,1	16,7	16,3	15,9	15,5	15,2	14,9	14,5	14,2	13,9	13,6	13,3
44	19,6	19,0	18,6	18,1	17,6	17,2	16,8	16,4	16,0	15,6	15,2	14,9	14,5	14,2	13,9	13,6	13,3	13,0	12,7

Einmal rund ums Übergewicht!

BMI Männer

Gewicht in kg	Größe in m																	
	1,66	1,68	1,70	1,72	1,74	1,76	1,78	1,80	1,82	1,84	1,86	1,88	1,90	1,92	1,94	1,96	1,98	2,00
120	43,5	42,5	41,5	40,6	39,6	38,7	37,9	37,0	36,2	35,4	34,7	34,0	33,2	32,6	31,9	31,2	30,6	30,0
118	42,8	41,8	40,8	39,9	39,0	38,1	37,2	36,4	35,6	34,9	34,1	33,4	32,7	32,0	31,4	30,7	30,1	29,5
116	42,1	41,1	40,1	39,2	38,3	37,4	36,6	35,8	35,0	34,3	33,5	32,8	32,1	31,5	30,8	30,2	29,6	29,0
114	41,4	40,4	39,4	38,5	37,7	36,8	36,0	35,2	34,4	33,7	33,0	32,3	31,6	30,9	30,3	29,7	29,1	28,5
112	40,6	39,7	38,8	37,9	37,0	36,2	35,3	34,6	33,8	33,1	32,4	31,7	31,0	30,4	29,8	29,2	28,6	28,0
110	39,9	39,0	38,1	37,2	36,3	35,5	34,7	34,0	33,2	32,5	31,8	31,1	30,5	29,8	29,2	28,6	28,1	27,5
108	39,2	38,3	37,4	36,5	35,7	34,9	34,1	33,3	32,6	31,9	31,2	30,6	30,0	29,3	28,7	28,1	27,5	27,0
106	38,5	37,6	36,7	36,0	35,0	34,2	33,5	32,7	32,0	31,3	30,6	30,0	29,4	28,8	28,2	27,6	27,0	26,5
104	37,7	36,8	36,0	35,2	34,4	33,6	32,8	32,1	31,4	30,7	30,1	29,4	28,8	28,2	27,6	27,1	26,5	26,0
102	37,0	36,1	35,3	34,5	33,7	32,9	32,2	31,5	30,8	30,1	29,5	28,9	28,3	27,7	27,1	26,6	26,0	25,5
100	36,3	35,4	34,6	33,8	33,0	32,3	31,6	30,9	30,2	29,5	28,9	28,3	27,7	27,1	26,6	26,0	25,5	25,0
98	35,6	34,7	33,9	33,1	32,4	31,6	30,9	30,2	29,6	28,9	28,3	27,7	27,1	26,6	26,0	25,5	25,0	24,5
96	34,8	34,0	33,2	32,4	31,7	31,0	30,3	29,6	29,0	28,4	27,7	27,2	26,6	26,0	25,5	25,0	24,5	24,0
94	34,1	33,3	32,5	31,8	31,0	30,3	29,7	29,0	28,4	27,8	27,2	26,6	26,0	25,5	25,0	24,5	24,0	23,5
92	33,4	32,6	31,8	31,1	30,4	29,7	29,1	28,4	27,8	27,2	26,6	26,0	25,5	25,0	24,4	23,9	23,5	23,0
90	32,7	31,9	31,1	30,4	29,7	29,1	28,4	27,8	27,2	26,6	26,0	25,5	24,9	24,4	23,9	23,4	23,0	22,5
88	31,9	31,2	30,4	29,7	29,1	28,4	27,8	27,2	26,6	26,0	25,4	24,9	24,4	23,9	23,4	22,9	22,4	22,0
86	31,2	30,5	29,8	29,1	28,4	27,8	27,1	26,5	26,0	25,4	24,9	24,3	23,8	23,3	22,9	22,4	21,9	21,5
84	30,5	29,8	29,1	28,4	27,7	27,1	26,5	25,9	25,4	24,8	24,3	23,8	23,3	22,8	22,3	21,9	21,4	21,0
82	29,8	29,1	28,4	27,7	27,1	26,5	25,9	25,3	24,8	24,2	23,7	23,2	22,7	22,2	21,8	21,3	20,9	20,5
80	29,0	28,3	27,7	27,0	26,4	25,8	25,2	24,7	24,2	23,6	23,1	22,6	22,2	21,7	21,3	20,8	20,4	20,0
78	28,3	27,6	27,0	26,4	25,8	25,2	24,6	24,1	23,5	23,0	22,5	22,1	21,6	21,2	20,7	20,3	19,9	19,5
76	27,6	26,9	26,3	25,7	25,1	24,5	24,0	23,5	22,9	22,4	22,0	21,5	21,1	20,6	20,2	19,8	19,4	19,0
74	26,9	26,2	25,6	25,0	24,4	23,9	23,4	22,8	22,3	21,9	21,4	20,9	20,5	20,1	19,7	19,3	18,9	18,5
72	26,1	25,5	24,9	24,3	23,8	23,2	22,7	22,2	21,7	21,3	20,8	20,4	20,0	19,5	19,1	18,7	18,4	18,0
70	25,4	24,8	24,2	23,7	23,1	22,6	22,1	21,6	21,1	20,7	20,2	19,8	19,4	19,0	18,6	18,2	17,9	17,5
68	24,7	24,1	23,5	23,0	22,5	22,0	21,5	21,0	20,5	20,1	19,7	19,2	18,8	18,4	18,1	17,7	17,3	17,0
66	24,0	23,4	22,8	22,3	21,8	21,3	20,8	20,4	19,9	19,5	19,1	18,7	18,3	17,9	17,5	17,2	16,8	16,5
64	23,2	22,7	22,1	21,6	21,1	20,7	20,2	19,8	19,3	18,9	18,5	18,1	17,7	17,4	17,0	16,7	16,3	16,0
62	22,5	22,0	21,5	21,0	20,5	20,0	19,6	19,1	18,7	18,3	17,9	17,5	17,2	16,8	16,5	16,1	15,8	15,5
60	21,8	21,3	20,8	20,3	19,8	19,4	18,9	18,5	18,1	17,7	17,3	17,0	16,6	16,3	15,9	15,6	15,3	15,0
58	21,0	20,5	20,1	19,6	19,2	18,7	18,3	17,9	17,5	17,1	16,8	16,4	16,1	15,7	15,4	15,1	14,8	14,5
56	20,3	19,8	19,4	18,9	18,5	18,1	17,7	17,3	16,9	16,5	16,2	15,8	15,5	15,2	14,9	14,6	14,3	14,0
54	19,6	19,1	18,7	18,3	17,8	17,4	17,0	16,7	16,3	15,9	15,6	15,3	15,0	14,6	14,3	14,1	13,8	13,5

Auswertung:

BMI bei Frauen

BMI unter 18,5:	Bei Frauen unter 18 Jahren ganz normal.
	Bei Frauen über 18 Jahren leichtes Untergewicht.
	Gefahr von Magersucht!
BMI 19 bis 24:	Glückwunsch! Idealer Bereich.
BMI 25 bis 29,9:	Leichtes Übergewicht (Präadipositas).
	Haben Sie Risikofaktoren, reduzieren Sie Ihr Gewicht!
BMI 30 bis 34,9:	Adipositas Grad I
	Stopp! Ganz klares Übergewicht.
	Gewichtsreduktion ist angesagt!
BMI 35 bis 39,9:	Adipositas Grad II
	Stopp! Starkes Übergewicht.
	Gewichtsreduktion ist angesagt!
BMI über 40:	Adipositas Grad III
	Hilfe! Sehr starkes Übergewicht.
	Sie müssen auf jeden Fall abnehmen!

BMI bei Männern

BMI unter 19:	Leichtes Untergewicht.
BMI 20 bis 25:	Glückwunsch! Idealer Bereich.
BMI 26 bis 29,9:	Leichtes Übergewicht. Haben Sie Risikofaktoren,
	reduzieren Sie Ihr Gewicht!
BMI 30 bis 34,9:	Adipositas Grad I
	Stopp! Ganz klares Übergewicht.
	Gewichtsreduktion ist angesagt!
BMI 35 bis 39,9:	Adipositas Grad II
	Stopp! Starkes Übergewicht.
	Gewichtsreduktion ist angesagt!
BMI über 40:	Adipositas Grad III
	Hilfe! Sehr starkes Übergewicht.
	Sie müssen auf jeden Fall abnehmen!

Neuere Forschungen im Gesundheitswesen berücksichtigen neben der Größe der Personen auch ihr Alter. Eine leichte Zunahme des BMI gilt als normal. Deshalb sollte das Alter bei der Beurteilung berücksichtigt werden.

Dann ergeben sich folgende Werte (nicht geschlechtsspezifisch aufgeschlüsselt):

Alter:	normaler BMI:
19 – 24	19 – 24
25 – 34	20 – 25
35 – 44	21 – 26
45 – 54	22 – 27
55 – 64	23 – 28
über 65	24 – 29

Neben dem Alter spielt auch das **Geschlecht** eine wichtige Rolle. Männer haben in der Regel einen höheren **Anteil von Muskelmasse an der Gesamtkörpermasse** als Frauen. Deshalb sind die Unter- und Obergrenzen der BMI-Werteklassen bei Männern etwas höher als bei Frauen.

So liegt das Normalgewicht bei Männern im Intervall von 20 bis 25, während es sich bei Frauen im Intervall von 19 bis 24 befindet.

Wissenswert:

Der BMI gibt lediglich einen groben Richtwert an und ist umstritten, da er die Statur eines Menschen und die individuell verschiedene Zusammensetzung des Körpergewichts aus Fett- und Muskelgewebe naturgemäß nicht berücksichtigt.

Beißen Sie sich nicht an einem Wert fest:

Vielfach wird das Zustandekommen der Tabellen für die Unterteilung der BMIs in Unter-, Normal- und Übergewicht kritisiert. Diese Unterteilung erfolgt auf so genannten »Übereinstimmungskonferenzen«. Das führte dazu, dass der BMI für das Normalgewicht im Laufe der Jahre immer mehr gesenkt wurde. Warum? Die Rechnung für die Pharmafirmen ist dabei relativ simpel. Wird der BMI um nur einen Punkt für das Normalgewicht gesenkt, bringt das in der Regel Hunderttausende neue, behandlungsbedürftige »Kranke«. Diese kaufen teure Schlankheitsmittel, die teilweise sogar vom Arzt verordnet werden. Das Geschäft nützt beiden Partnern. Die Ärzte haben mehr Patienten und die Pharmafirmen erzielen höhere Umsätze.

Die große Gefahr bei Übergewicht:

Selbstbetrug oder Unwissenheit? Sie sind stark übergewichtig und *glauben,* Sie sind gesund? Laut eigener Aussage fühlen sich viele Übergewichtige gesund! Sie sind leider oftmals nicht in der Lage, die drohenden schleichenden Gefahren für Ihre Gesundheit zu erkennen.

»Normale« Beschwerden von Übergewichtigen:

Allgemeines Unwohlsein, Angstzustände, chronische Erschöpfung, Depressionen, Durchblutungsstörungen, Rückenprobleme, Gelenkerkrankungen, Herzbeschwerden und Arteriosklerose, Konzentrationsschwierigkeiten, Kurzatmigkeit, Lustlosigkeit allgemein und sexuell, Schwächegefühl, Erektionsstörungen, Nervosität, Pessimismus, Schlafstörungen, starkes Schwitzen.

Ein Check-up kann lebenswichtig sein:

Wirkliche Gefahren bei Übergewicht, verbunden mit Bluthochdruck, Fettstoffwechselstörungen, Blutzuckerveränderungen **spüren Sie nicht.** Frühschäden können vermieden werden. Machen Sie daher einen Check-up beim Arzt Ihres Vertrauens. Lassen Sie u. a. Gewicht, Blutzucker, Blutfette und Blutdruck kontrollieren und sich auf Herz-Kreislauf-, Nieren- und Stoffwechselerkrankungen testen.

Durch ein Gespräch mit Ihrem Arzt kann die wirkliche Ursache für Ihr Übergewicht herausgefunden werden. Ernährungsbedingtes Fehlverhalten ist nicht immer allein ursächlich. Wissenschaftliche Studien haben gezeigt, dass Übergewicht zu 30 % bis 40 % durch die Gene (Erbanlagen) eines Menschen verursacht wird. Damit erklärt sich, das Menschen mit gleicher Energiezufuhr gewichtsmäßig unterschiedlich reagieren können. Weitere Ursachen können im sozialen Umfeld liegen oder möglicherweise auf Essstörungen oder Bewegungsmangel zurückgeführt werden.

Von Übergewicht zu Adipositas:

Für die Definition von Übergewicht und Adipositas hat die WHO eine Einteilung in verschiedene Gewichtskategorien vorgenommen. Übergewicht und Adipositas sind aus medizinischer Sicht nicht dasselbe. Adipositas ist eine Erkrankung. Als Maßeinheit dient der BMI. Nicht jeder, der Übergewicht hat, ist auch adipös. **Haben Sie einen BMI über 25, sind Sie übergewichtig.**

Ab einem BMI von 30 sind Sie adipös, wobei **drei Schweregrade** unterschieden werden. Die Abgrenzung zwischen den verschiedenen Schweregraden erfolgt desgleichen meist über den Körpermasse-Index (BMI).

Adipositas ist, wie bereits erwähnt, eine **Erkrankung.** Die **Adipositas** bzw. **Fettleibigkeit, Fettsucht** bedeutet massives Übergewicht durch eine über das normale Maß hinausgehende Vermehrung des Körperfettes mit krankhaften Auswirkungen.

Übergewicht und Fettleibigkeit (Adipositas) sind hohe Risikofaktoren für die Entwicklung von Bluthochdruck, Herzinfarkt, Schlaganfall, Diabetes mellitus Typ 2 (Altersdiabetes), Fettstoffwechselstörungen (z. B. Cholesterin zu hoch). Arteriosklerose, Arthritis, Arthrose, Gelenkbeschwerden, einige Krebsarten (z. B. Brustkrebs), Gallensteine, Gicht, Schlafstörungen, Schlafapnoe (Atemstillstand während des Schlafs), Venenschwäche/Venenthrombose u. v. a. Unbemerkt und unbehandelt erhöht sich das Risiko eines verfrühten Todes.

Auch die psychischen Folgen der Adipositas sind gravierend. Die Betroffenen fühlen sich oft als Versager und Außenseiter. Fettleibigkeit wird gesellschaftlich nicht toleriert, die Betroffenen werden häufig »ausgegrenzt«.

Ursachen von Adipositas und auch Übergewicht:

Die Ursachen sind vielschichtig. Meist führt eine Kombination zu dieser Erkrankung:

- genetische Veranlagung
- Störungen im Essverhalten
- psychologische Gründe
- andere Grunderkrankungen (Schilddrüse, Nieren...)
- Medikamenteneinnahme
- mangelnde Bewegung.

Bedeutsamkeit von Übergewicht und der drei Schweregrade bei Adipositas:

Übergewicht (Prä-Adipositas) = BMI 25 bis 29,9.

Das allgemeine Krankheitsrisiko ist leicht erhöht. Im Einzelfall besteht Behandlungsbedarf, bei Begleiterkrankungen wie Bluthochdruck, Diabetes oder Gefäßerkrankungen oder wenn die Patientin/der Patient einen erheblichen

Leidensdruck verspürt. Die Fettverteilung spielt ebenfalls eine große Rolle (siehe nächste Seite Waist to Hip Ratio).
Verhinderung der Gewichtszunahme – besser noch: Gewichtsreduktion durch Ernährungsumstellung und Bewegung. Ziel: 5 bis 10 kg Gewichtsverlust in 12 Wochen. Anschließend Gewicht stabilisieren. Funktioniert das nicht, evtl. medikamentöse Therapie.

Adipositas – Schweregrad 1 = BMI 30 bis 34,9.

Mittelmäßig erhöhtes Gesundheitsrisiko.

Hier ist immer eine Behandlung erforderlich. Anfänglich wird eine Ernährungsberatung mit Umstellung des Essverhaltens und Bewegungstherapie empfohlen, mit einer Gewichtsreduzierung von 5 bis 10 Kilo in zwölf Wochen und nachfolgender Gewichtsstabilisierung. Bei Erfolglosigkeit noch geringere Energiezufuhr und medikamentöse Möglichkeiten in Erwägung ziehen. Wichtig: schauen, ob weitere Risikofaktoren vorhanden sind.

Adipositas – Schweregrad 2 = BMI 35 bis 39,9.

Stark erhöhtes Gesundheitsrisiko.

Gewichtsreduktion von >10 % bis 30 % . Kommen Risikofaktoren hinzu – Überweisung an Adipositas-Spezialisten. Bei Erfolglosigkeit werden möglicherweise chirurgische Behandlungsmöglichkeiten (Magenband) geprüft.

Adipositas – Schweregrad 3 = BMI > 40.

Extrem erhöhtes Gesundheitsrisiko!!!

In diesem Fall neben den vorgenannten Therapieansätzen eine intensive stationäre psychotherapeutische Behandlung empfohlen. Gewichtsreduktion um 20 bis 30 %.
Gefährdung der Erwerbsfähigkeit. Bei Verlust des Arbeitsplatzes fast keine Chance auf einen neuen Arbeitsplatz.

Wo sitzt der Speck: Waist to Hip Ratio (WHR).

Nicht allein das Gewicht entscheidend: Es kommt darauf an, wo die Speckröllchen sitzen.
Wie gefährlich das Übergewicht für unseren Körper ist, hängt im Wesentlichen von der **Verteilung des Körperfettes am Körper** ab.

Mit Hilfe der WHR (Bauch-Hüft-Quotient) können Sie Ihre Körperfettverteilung ermitteln. Es gibt zwei unterschiedliche Formen:

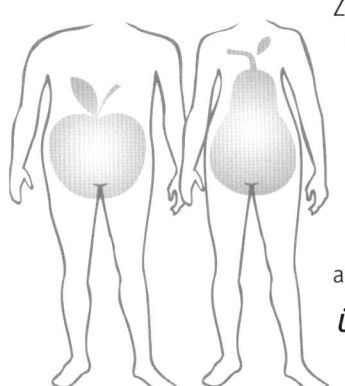

Zum einen gibt es den »Apfeltyp«. Hier wird Fett überwiegend am Bauch gespeichert (großer Bauchumfang). Bei Männern ist der Apfeltyp häufiger verbreitet.

Zum anderen gibt es eine »Birnenform«. Hier sammelt sich das Fett überwiegend an den Oberschenkeln, am Gesäß und an den Hüften. Diese Form ist überwiegend bei Frauen aufzufinden.

Überprüfen Sie Ihre Waist to Hip Ratio:

Nehmen Sie sich ein Maßband und messen Sie sich ausgezogen im Stehen vor einem dem Spiegel. Ziehen Sie Ihren Bauch nicht ein. Der Taillenumfang wird zwischen Becken-Oberkante und unterster Rippe gemessen, der Hüftumfang auf der Höhe der größten Breite.

$$WHR = \frac{Taillenumfang}{Hüftumfang}$$

Bei Frauen sollte der WHR unter 0,85 liegen, bei Männern unter 1,0.

Auch die alleinige Bauchumfangmessung hat eine hohe Aussagekraft und gewinnt immer mehr an Bedeutung.

Messen Sie Ihr Fett:

Bauchfett:
Messen Sie Ihren Umfang auf der Höhe des Nabels:

Normalwert bei Frauen:	bis 80 cm
Normalwert bei Männern:	bis 94 cm

Werte von über 88 cm bei Frauen und über 102 cm bei Männern gelten als sehr bedenklich.

Speckbäuche leben riskant!

Der typische Männerbauch ist für die Gesundheit viel bedrohlicher, als die typische weibliche Fettverteilung an Po und Oberschenkel. Je weiter oben sich das Fett an Ihrem Körper anhäuft, desto größer ist das Risiko für Herz-Kreislauf-Erkrankungen, Herzinfarkt, Schlaganfall, Diabetes mellitus oder Bluthochdruck.

Gewichtskontrolle muss regelmäßig sein.

Wenn Sie möchten, kaufen Sie sich eine Körperfettanalysewaage, die neben Ihrem Gewicht auch in etwa Ihren Körperfettanteil bestimmt. Wiegen Sie sich am besten ein- oder zweimal wöchentlich an einem festen Tag. Tragen Sie ihr Gewicht in Ihre Gewichtskurve ein. Notieren Sie Ihren Körperfettanteil dazu.

(Formular Gewichtskurve nächste Seite)

Messen Sie Ihren Körper:

Aus eigener Erfahrung und aus der Erfahrung in unserem *»Leichter durchs Leben«*®-Seminaren können wir berichten, dass an manchen »Wiegetagen« kein Ergebnis erzielt wurde. Der Zeiger der Waage blieb unverändert. Dennoch fühlten wir, dass unser Körper sich veränderte.

Messen Sie Ihren Körper mit einem Maßband und notieren Sie das Messergebnis in der folgenden Maßtabelle.

Mein Körperumfang

(Maßangabe in cm)

Beginn der Abnehmphase Datum:	Ende der Abnehmphase Datum:
Hals:	Hals:
Oberarm:	Oberarm:
Oberweite:	Oberweite:
Taille:	Taille:
Hüfte:	Hüfte:
Oberschenkel:	Oberschenkel:

Meine Gewichtskurve

Anfangs-gewicht	1. Woche	2. Woche	3. Woche	4. Woche	5. Woche	6. Woche	7. Woche	8. Woche

KAPITEL 5

Diäten-
schlamassel –
Diätenwahn
ade!

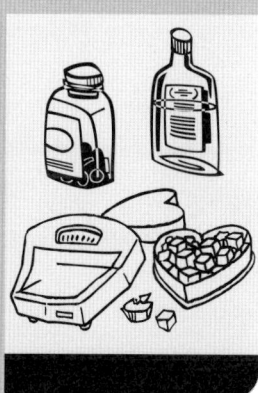

Diätenschlammassel – Diätenwahn adé!

Die gute Wahl: »Leichter durchs Leben«

Der Statistik getrotzt!

Zitat Herr Dr. med. Hans-Peter Goldschmidt, Chefarzt der medinet Spessart-Klinik Bad Orb GmbH i. R., Facharzt für Kinderheilkunde – Kardiologie – Sozialmedizin – Physiklische und Rehabilitative Medizin:

> »*Repräsentative Statistiken zeigen, dass rund 30 Prozent der Frauen zwischen einer und acht Diäten hinter sich haben und knapp 5 Prozent geben an, eigentlich immer Diät zu halten. Aber in nur einem von 200 Fällen ist die Gewichtsabnahme – sofern es überhaupt zu einer kommt – von Dauer!*«

Das Wort **Diät** bedeutet in erster Linie:

KURZFRISTIGE VERÄNDERUNG DER ERNÄHRUNG ZUR SCHNELLEN GEWICHTSABNAHME

oder

LÄNGERFRISTIGE VERÄNDERUNG DER ERNÄHRUNG ZUR UNTERSTÜTZUNG EINER ERKRANKUNG,

z. B. Diabetes, Leber- oder Nierenerkrankungen, **erhöhtes Cholesterin** (kann allerdings nur zu 10 % über die Nahrung beeinflusst werden), Nahrungsmittel-Unverträglichkeiten usw.

Die Deutschen geben laut der Gesellschaft für Ernährungsmedizin e. V. jährlich 170 Mio. € für Schlankheitspillen und Co. aus! Doch wen interessiert das schon?

Wundermittel zur Gewichtsabnahme gibt es viele. In jeder Zeitschrift finden Sie die rettenden Tees, Pillen und das Pülverchen. Oder es gibt die zum xten Mal neu erfundene Waffe zum schnellen Wunschgewicht, ohne Dazutun ... Abnehmen wie von selbst wird versprochen. Geräte, die die Muskeln ohne eigenes Zutun stimulieren oder Saunaanzüge, die das Fett ohne Mühen schmelzen lassen. Immer wieder gibt es neue Wunderdiäten, die alles versprechen und nichts halten. **Sie erleichtern Ihren Geldbeutel, aber dauerhaft nicht Ihr Gewicht!**

Diätproduke machen schlank? **Nein.**

Im Handel werden viele Diätprodukte angeboten. Diese Produkte werden im eigentlichen Sinne für erkrankte Menschen hergestellt (z. B. Diabetikerprodukte).

Erstaunlich ist, dass daneben gesunde Menschen verstärkt zu diesen Diätprodukten greifen. Oder kommen Sie selbst auf die Idee, laktosefreie Milch zu kaufen, obwohl Sie keine Unverträglichkeit haben? Oder spritzen Sie sich vorsorglich Insulin, obwohl Sie kein Diabetes haben? Niemals...

Warum kaufen Sie als gesunder Mensch Diätprodukte? Sie haben keinen Vorteil davon! Im Gegenteil. Diätprodukte sind meist immer noch zu energiereich, um das Gewicht zu reduzieren.»Light-Produkte« enthalten zu viel Energie in Form von Zucker und wirken sich nicht auf die Gewichtsabnahme aus. Die Bezeichnung »light« verführt dazu, mehr davon zu konsumieren als von einem normalen Produkt. Sie sind meistens teuer. Im Endeffekt wird wiederum nur Ihr Portemonnaie schlanker.

Aber was tun wir nicht alles? Würde ich alles aufzählen, was ich ausprobiert habe, so könnte ich einige Kapitel damit füllen.

Denn auch ich glaubte, mir mein Wunschgewicht so »erkaufen zu können«. Ich dachte, ich bräuchte ansonsten nichts dafür zu tun. Vor allen Dingen wollte ich meine Lebensweise, meine Ernährung und meine Einstellung **nicht** ändern. Allerdings veränderte sich so mein Gewicht auch nicht.

Wenn ich heute das Geld noch hätte, was ich dafür ausgegeben habe, könnte ich mir so manchen Traum erfüllen...

Haben Sie gewusst, dass Diäten trendgesteuert sind? Bei allen Tipps und Trends der angebotenen Diäten weiß letztendlich keiner mehr, was stimmt denn jetzt.

Jedes Jahr bringt »Stiftung Warentest« ein Test Spezial heraus. Diäten im Test. Und jedes Jahr sind es mehr Diäten, die angeboten werden. Finden Sie es nicht merkwürdig, dass trotz dieser Fülle von Diätvorschlägen so viele Übergewichtige gibt? Und jedes Jahr steigt die Zahl der Übergewichtigen...

Es gibt Low-Carb-Diäten, Glyx-Diäten, Low-Fat-Diäten, Fatburner-Diäten, Fastenkuren, Formula und Fertigmenü-Diäten, Mischkost-Diäten, Blutgruppen-Diäten, Trennkost-Diäten, Eiweißreiche Diäten, Kohlenhydratreiche Diäten, Diäten aller Art, Psycho-Diäten und Internet-Diäten!

Wie sollen wir da durchblicken?

Traurig, aber wahr. Mit **Diäten** habe ich es **nie geschafft.** Ich gebe ich Ihnen einen kleinen Einblick in *einige* von mir gemachten Diäten, die mich im Endeffekt zum Teil sogar richtig krank machten.

Bei **Trennkost** werden Eiweiß von Kohlenhydraten getrennt voneinander gegessen, da sie angeblich gleichzeitig nicht verdaut werden könnten.

Ich könnte eine eigene Bücherei mit Trennkostbüchern eröffnen. Riesenaufwand bis man sich reingefunden hat. Sie müssen einen starken Willen haben, herauszufinden, was ich essen darf und was ich wann zusammen essen kann. Mir brachte es keinen Genuss, mein Spiegelei ohne Brot zu essen. Als ich endlich ein paar Kilos runter hatte, archivierte ich mein Wissen in den Büchern und fiel in meine alten Essgewohnheiten zurück. Ich nahm schneller wieder zu als bei jeder anderen Diät, die ich jemals gemacht hatte. Ich konnte danach noch weitere sechs Kilo auf meinen Hüften verbuchen. Abgesehen davon waren meine Blutfettwerte niemals zuvor und danach so schlecht wie zu dieser Zeit.

Ich kenne Menschen, die gut damit zurecht kommen, doch für mich war Trennkost auf keinen Fall das Richtige.

Und dann: »Die Diät von der ewigen Jugend«

Das einzige, was mich bei dieser »Qual« bewogen hatte, immerhin drei Wochen durchzuhalten, war der Gedanke: Für immer jung – schön wär's!

Trotz nur Sport und Eiweißdrinks, Obst und Gemüse hieß es bei mir: Nicht für immer jung (und schon gar nicht schlank). Ich empfand es als nervenaufreibend wegen des hohen Aufwandes, Obst und Gemüse zu »schnibbeln« und zu pürieren. Dauernd Eiweißdrinks mixen...

Was ich mache, mache ich ja richtig und mit Power. Mir ging das aber einfach auf den Keks. Gerne hätte ich mal etwas richtig gut gekaut. Der Essgenuss ging für mich persönlich komplett verloren.

Das sind meine persönlichen Empfindungen. Bei einer Freundin von mir stehen die Jogging-Schuhe wirklich neben dem Bett. Sie liebt es, locker, leicht und lächelnd durch den Wald zu flitzen und kommt mit der Ernährung gut zurecht. Die Glückliche! Ich nicht!

Diät in Oberstaufen:

Abnehmen durch eine Woche Kur in Oberstaufen:
Die Dunstwickel (feucht-kalte, wärmestauende Ganzkörperpackungen) waren eine angenehme Abwechselung, mich von meinem unbändigen Hunger abzulenken. Den absoluten Kick gab's bei den »Trinktagen«. Mit einem halben Liter Wein katapultierte ich mich in die Glückseligkeit.
Normaler Weise dient diese Kur zum Stoffwechselentschlacken. Doch ich habe dort niemanden getroffen, der den Abnehmaspekt nicht in den Vordergrund gestellt hatte. Die Kur schmälerte mein Bankkonto, aber nicht mein Gewicht.

Nulldiät:

War ganz logisch für mich und die einfachste Diät: Wer nix isst, nimmt ab.
Lediglich Wasser und kalorienarme Getränke waren erlaubt. Aber mal ehrlich: Bei dieser Diät habe ich um mein Überleben gekämpft. Ich habe das **zehn** Tage durchgehalten. Anschließend konnte ich nicht einmal mehr auf meinen eigenen Beinen stehen. Dieser Kampf hatte sich wirklich gelohnt! Innerhalb von drei Tagen hatte ich mehr Gewicht auf der Waage als zu Beginn meiner Nulldiät!

Abnehmen durch Akupunktur:

Glaube versetzt Berge, Wissen macht stark. Mein Akupunkteur sagte, wer das nicht durchhält, hat einen schwachen Charakter. So hielt ich fast eine Woche durch. Täglich drei Esslöffel Müsli, sechs Tassen Kamillentee.
Nach sechs Tagen Selbstaufgabe dachte ich mir: Pfeiff auf den schwachen Charakter. Bis heute trinke ich keinen Kamillentee mehr und esse auch kein Müsli.

Gemeinsam abspecken:

Ich fühlte mich in der Gruppe »Mops« wohl! Hier brauchte ich endlich mal keine Eigendynamik zu entwickeln. **Alle Lebensmittel** werden bepunktet. Schon das allein war sehr aufwändig und fiel mir äußerst schwer. Das sollte ich nun mein Leben lang machen?
Was mich in meiner persönlichen Freiheit einschränkte, war der wöchentliche Pflicht-Wiegetreff. Ich stand dadurch immer unter »Beobachtung«. Wer hat schon Lust, ein Leben lang unter Beobachtung zu stehen? Ich war ausdauernd und für eine zufriedene Figur tat ich ja alles!
Bei dem erstellten Punkteplan wurde ich nie richtig satt.

Das alles war mir zu umständlich. Also hing ich auch das an den Nagel. Ich glaubte zu wissen, was und wie viel ich essen kann und glaubte auch, mein Gewicht ohne die Gruppe zu halten. Innerhalb von fünf Monaten danach wechselte meine Kleidergröße von 38 auf sage und schreibe 46. Selbst meine Schuhgröße veränderte sich von 38 auf 39!

Heute weiß ich, dass die Energiezufuhr bei diesem System, um abzunehmen, stark gedrosselt wird. Für mich ist es unmöglich, ein Leben lang so zu essen. Als ich dann wieder »normal« aß, begrüßte mich der Jo-Jo-Effekt als seine allerbeste Freundin. Das ist die Gefahr, wenn Sie auf einmal »wieder reinhauen« und das Konzept schlagartig nicht mehr beachten.

Schlankheitspillen:

Ich wusste, dass Appetitzügler gefährlich sein können. Ich hatte zwar mein Wunschgewicht, aber bekam sonst nichts mehr auf die Reihe. Mein Herz tanzte Samba. Mein Hausarzt setzte mich sofort auf Entzug. Als ich beim Absetzen weiße Mäuse sah, landete ich beim Seelenklemptner auf der Couch. Hier spreche ich eine persönliche Warnung aus: »Finger weg von Schlankheitspillen, sofern keine Absprache mit Ihrem Arzt besteht!«

Fett gegen Fett:

Die Kohlenhydratzufuhr wird stark gedrosselt und tierische Fette werden in beliebiger Menge gegessen. Ich fühlte mich hierbei sehr stark in meinen Essgewohnheiten beeinträchtigt. Auf Brot, Kartoffeln und Nudeln zu verzichten bereitete mir große Probleme. Im Schlaf schmatze ich, weil ich von einem leckeren Brot träumte...

Ich war ständig so müde, dass es mich äußerst anstrengte, meinen Alltag zu bewältigen. Meine Gesprächspartner entfernten sich diskret, um meinem üblen Mundgeruch zu entkommen. Ich hatte einen Blähbauch wie bei meinen zwei Schwangerschaften im fünften Monat.

Für mich war auch das nichts!

Nachfolgend finden Sie einen Auszug aus **»Leichter durchs Leben**® **... endlich glücklich! Für immer ohne Diät abgenommen!«** *zur Verdeutlichung, wie Sie Ihren Körper vergewaltigen, wenn Sie »diäten«:*

Ist Ihnen klar, dass der Mensch schon ab Mitte 20 abbaut? Die Spannkraft lässt nach. Die Haut verliert an Elastizität. Die ersten Falten werden sichtbar. Die Muskeln verlieren ihre Leistungsfähigkeit und bauen langsam ab. An Ihrem Gewicht merken Sie das nicht. Die Muskelmasse wird weniger, doch der Fettanteil in Ihrem Körper steigt langsam höher und höher. Ihre Muskelmasse wird in Fett umgewandelt.

Haben Sie sich zusätzlich mit Diäten strapaziert, hat Ihr Körper es noch viel schwerer. Da Ihr Körper durch die Nahrung nicht mit den notwendigen Nährstoffen versorgt wird, greift er auf das zurück, was er hat. Zuerst leidet das Bindegewebe. Das Dekolletee, die Haut im Gesicht, an der Brust und am Bauch wird fahl. Ihr Körper baut Aminosäuren zu Glukose um, damit Ihr Gehirn versorgt ist. Sie reagieren mit Nervosität darauf. Ihre Muskeln verlieren Eiweiß und bauen ab. Ihre Leistungskraft lässt nach. Anstatt wie gewünscht schöner zu werden, sehen Sie nach kurzer Zeit welk, krank und alt, einfach ausgemergelt aus. Wenn Sie durch eine Diät 2 kg Körpergewicht verloren haben, handelt es sich hierbei um ca.: 5 % Bauchfett, 5 % Mineralstoffe, 10 % Glukose, 24 % Wasser und 56 % Eiweiß aus dem Bindegewebe und den Muskeln. Fazit: Ihr Bauch verliert sage und schreibe nur 100 g Speck!

Machen Sie nie wieder Diäten. Strafen Sie Ihren Körper nicht mit Nahrungsentzug. Sie haben jetzt gesehen, was das bringt. Tun Sie Ihrem Körper nur noch Gutes.

Ich spreche aus eigener Erfahrung: **Es hilft keine Diät,** mag sie noch so gut sein.

Hier und heute wissen auch Sie: Vergessen Sie alle Diäten! Diäten sind Vergangenheit! Nie wieder Diät!

Das einzige, was hilft ist:

Mehr essen, besser essen, anders essen, mit Köpfchen alles essen und verstehen: Wer richtig isst, wird schlank, ist schlank, bleibt schlank!

Warum mit »*Leichter durchs Leben*®« die richtige Wahl getroffen?

Sie hungern nie wieder. Sie essen regelmäßig, gesund und nehmen dauerhaft ab!

»Leichter durchs Leben®« ist **authentisch.** Ich lebe es, seit vielen Jahren **mit Erfolg!**

Ich verzichte nicht auf ein Bier oder ein Glas Wein, auch mal zwei! Ich verzichte nicht auf meinen heißgeliebten Krümelkuchen, ich verzichte nicht auf die Käsesahne. Ich verzichte auf nichts. Ich esse einfach anders, bewusst. Ausnahmen sind selbstverständlich, jedoch nicht jeden Tag!

Die neue Regel für Sie lautet: Sie können alles essen, wenn Sie wissen, was, wie, wann und wie viel.

»Trotz Krümelkuchen und Käsesahne für immer schlank!«

Beginnen Sie jetzt! Viel Spaß und Erfolg!

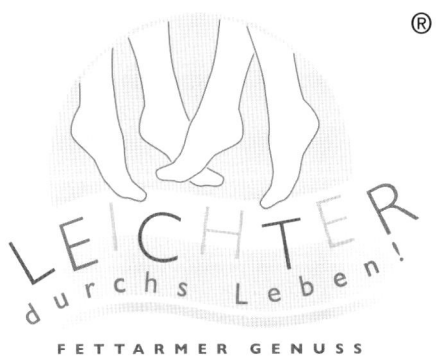

KAPITEL 6

Warum konzentrieren wir uns auf Fett? Macht Fett fett?

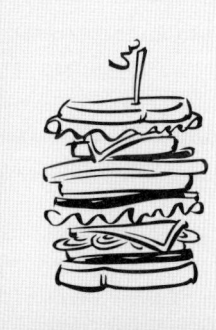

Warum konzentrieren wir uns auf Fett?
Macht Fett fett?

Wichtig ist die **richtige** Nahrung für uns. Wir leben nur durch Essen und Trinken. Der Körper verbraucht den ganzen Tag und in der Nacht (auch im Schlaf) Energie. Essen und Trinken sind die Lieferanten Ihrer Lebenskraft!

Jeder Mensch kann durch die richtige Ernährung zu seiner Lebensqualität etwas beitragen. Dick oder dünn, fit oder nicht fit, gesund oder krank, glücklich oder unglücklich ...

ISST DU GUT, GEHT'S DIR GUT!

Unsere Nahrung setzt sich zusammen aus den Hauptnährstoffen: Eiweiß, Kohlenhydrate und Fett. Wir benötigen ebenso Vitamine, Mineralstoffe, sekundäre Pflanzenstoffe und Wasser.

Der Energiegehalt = Brennwert der Nahrung = wird allgemein in Kalorien, heute allerdings in Kilokalorien gerechnet = 1.000 Kalorien = 1 Kilokalorie (kcal).

Ernährungsempfehlungen von Ernährungswissenschaftlern für die prozentuale Verteilung der Nährstoffe für die Tagesverzehrmenge sieht folgendermaßen aus:

> 30 – 35 % Fett
> 10 – 15 % Eiweiß
> 50 – 55 % Kohlenhydrate.

Warum konzentrieren wir uns auf Fett, zählen wir Fettpunkte?
Energie der Nährstoffe:

Eiweiß	1 g	=	4,2 kcal
Kohlenhydrate	1 g	=	4,2 kcal
Fett	**1 g**	**=**	**9,3 kcal**
Alkohol	1 g	=	7,0 kcal

In der Regel verzehrt der Bundesbürger ca. 150 g Fett und mehr pro Tag. Reduziert der Übergewichtige seinen Fettkonsum auf 30 g Fett pro Tag, so ergibt sich folgende Ersparnis:

Fettverzehr bis heute:	150 g Fett/Tag
Fettverzehr in der Abnehmphase:	30 g Fett/Tag
Einsparung pro Tag	**120 g Fett/Tag = 1.116,00 Kilokalorien**

Wie Sie an diesem Beispiel sehen, ist es sinnvoll, sich auf den **Nährstoff Fett mit der höchsten Energiedichte** zu konzentrieren. Infolgedessen brauchen Sie sich mit Kalorienzählen nicht mehr auseinander zu setzen.

»Leichter durchs Leben®« beachtet den **Fettgehalt** in der täglichen Nahrung!

In der Abnehmphase nehmen Sie täglich maximal 30 g zu sich.

1 G FETT = 1 FETTPUNKT

Beispiel:

Bratwürstchen fein (100 g) 31 g Fett = 31 Fettpunkte!

Achtung: Ein normales Bratwürstchen hat 150 g Gewicht mit 46,5 g Fett = 46,5 Fettpunkte!

Die Berechnungen der Lebensmittel beziehen sich meistens auf 100 g Gewicht. In Wirklichkeit ist das Produkt jedoch leichter oder schwerer.

In der Abnehmphase nehmen Sie täglich maximal 30 Fettpunkte zu sich. Haben Sie Ihr Zielgewicht erreicht, erhöhen Sie auf 60 bis 70 Fettpunkte pro Tag.

Versuchen Sie, nicht weniger zu essen. Dann ist später der 2. Schritt zur Haltephase, die ja für immer sein wird und zwischen 60 und 80 g Fettverzehr pro Tag liegt, einfacher umzusetzen ist.

Wir lehnen uns bei unseren Empfehlungen an das Konzept der medinet Spessart-Klinik Bad Orb GmbH an. Diese setzt auf den langjährigen **Erfahrungswert,** in der Abnehmphase bis zu 30 g Fett zu verzehren.

Wichtig ist, dass Sie erfahren, in welchen Lebensmitteln das Fett (der höchste Energieträger) steckt – und wie viel davon. Wichtig ist ebenfalls, dass Sie gutes Fett und schlechtes Fett unterscheiden können.

Arbeiten Sie mit dem neuen Fettkompass! Er erleichtert Ihnen beim fettreduzierten Einkauf die Lebensmittel zu bewerten. Sie finden diesen am Ende des Buches. Er wird in der nächsten Zeit Ihr ständiger Begleiter bei Ihren Einkäufen sein.

Nehmen Sie sich ausreichend Zeit bei Ihren Einkäufen. Sie gewöhnen sich schnell daran, Fette in Nahrungsmitteln zu bewerten.

Die Qualität Ihres Einkaufs ist entscheidend für Ihren Abnehmerfolg! Bewahren Sie den Überblick!

Am Ende des Buches finden Sie den bewährten Fettpunkte-Wochenplan. Tragen Sie bei jeder Mahlzeit die verzehrten Fettpunkte *sofort* ein.

Umfassende Tipps für Ihre sofortige Ernährungsumstellung finden Sie im nächsten Kapitel.

Häufig gestellte Frage vorweggenommen:

Ist die Nahrungsmenge auch entscheidend?

Fett muss ich berechnen. Kann ich ansonsten so viel essen wie ich will?

Essen Sie sich zu jeder Mahlzeit satt, bis sich ein wohltuendes Sättigungsgefühl eingestellt hat! Essen Sie nicht mehr. Essen Sie *langsam!*

Beispiel an einem Lebensmittel mit geringem Fettgehalt:

Nehmen wir Kartoffelklöße ohne Ei. Diese haben 0 Fettpunkte. Normalerweise essen Sie je nach Größe und Beilagen ein bis zwei Klöße. Essen Sie über Ihr Sättigungsgefühl hinaus (fünf Klöße) und noch mehr, ist der Abnehmerfolg gefährdet. Zu große Mengen wirken sich negativ auf den Abnehmerfolg aus!

> **Warum spielt bei »*Leichter durchs Leben*®«**
> **Zucker keine oder eine untergeordnete Rolle?**

Da Sie sich für »*Leichter durchs Leben*®« entschieden haben, setzen Sie sich »nur« mit dem Fettverzehr auseinander. Sie reduzieren die fettreichen Nahrungsmittel und somit gleichzeitig den Zuckeranteil aus diesen Nahrungsmitteln.

Denken Sie darüber nach, wieviel Zucker Sie konsumieren (Süßigkeiten, Marmelade, Kaffee/Tee, Süßspeisen, Süßigkeiten, Fertigprodukte).

In Ihrem Alltag gilt: **Zucker** sollte wie ein **wertvolles Gewürz** behandelt (selten benutzt) werden.

Siehe insbesondere dazu die Ausführungen auf den nachfolgenden Seiten (bei Kohlenhydraten).

Fett mit lebensnotwendigen Aufgaben:

1 G FETT = 9,3 KCAL

Fett ist ein wichtiger, teilweise essenzieller (= lebensnotwendiger, vom Körper nicht zu bildender) Bestandteil unserer täglichen Nahrung. Fette gelten jedoch als Dickmacher und als ungesund, da sie mehr als doppelt so viel Energie wie die anderen Hauptnährstoffe Eiweiß und Kohlenhydrate liefern. Stimmt das so?

Fett kann tatsächlich viele Erkrankungen verursachen, wenn es im **Übermaß** genossen wird und/oder die **falschen Fette** zugeführt werden.

Übergewicht entsteht, wenn dem Körper ständig mehr Nährstoffe zugeführt werden als er verbraucht. Das geschieht in erster Linie durch einen zu hohen Fettkonsum.

Dennoch haben Fette in erster Linie **lebenswichtige Aufgaben** im Körper: Fette liefern dem Körper Energie. Fette sind Träger der fettlöslichen Vitamine A, D, E und K. Fette sind Lieferanten von essenziellen Fettsäuren. Fette sind Bausubstanz für die Körperzellen. Fett bildet das Stütz- und Schutzpolster der inneren Organe, z. B. der Nieren, und schützt den Körper durch das Unterhautfettgewebe vor Kälte. Diese isolierende Schicht reduziert den Verlust von Körperwärme. Fettsäuren werden in die Zellwände eingebaut und bestimmen deren Funktionsfähigkeit. Fettsäuren beeinflussen den Blutkreislauf positiv. Fett kann als Speicher von Energie in Hungerzeiten dienen. Fett ist ein Geschmacksträger. Fett verlängert das Sättigungsgefühl.

Was Sie nicht wissen müssten, aber aus unserer Sicht wissen sollten. Gutes Fett – schlechtes Fett

Im Hinblick auf ihren Gesundheitsnutzen unterscheiden sich Fette erheblich, je nach den in ihnen enthaltenen Fettsäuren. Fett kommt in pflanzlichen und tierischen Lebensmitteln vor.

Sichtbare pflanzliche Fette:
Pflanzenöl, Margarine, Kokosfett

Sichtbare tierische Fette:
Butter, Schmalz, Butterschmalz, Speck, Schinken mit Fettrand, Rindertalg

Versteckte pflanzliche Fette:
Nüsse, Avocados, Samen, Pralinen, Schokolade

Versteckte tierische Fette:
Eier, Fisch, Fleisch, Wurst (Teewurst, Leberwurst) Milchprodukte: Käse, Sahne.

Vorsicht bei verarbeiteten Produkten z. B.: Croissants, Marmorkuchen.

Fette fest oder flüssig:

Es gibt hierfür eine Faustregel: Je fester ein Fett bei Raumtemperatur ist, desto mehr gesättigte Fettsäuren stecken darin. Je flüssiger ein Fett bei Zimmertemperatur ist, desto mehr ungesättigte Fettsäuren enthält es.

Wichtig für das Kochen:

Je flüssiger ein Fett ist, desto weniger lässt es sich erhitzen. Achten Sie beim Kochen darauf. Es wird ungesund, wenn Öl in der Pfanne qualmt. Fette mit einem hohen Anteil an gesättigten Fettsäuren haben eine feste Konsistenz und einen hohen Schmelzpunkt. Siehe Kapitel 7 – Fettspar-Tipps.

Gesättigte (feste) Fette:

Je mehr gesättigtes Fett enthalten ist, desto fester ist es. Gesättigte Fettsäuren kommen hauptsächlich in tierischen Fetten vor:
Butter, Käse, Sahne, Schmalz, Rindertalg, Fleisch und Wurst.
Gesättigte Fette können aber auch pflanzlichen Ursprungs sein:
Kokosnussfett, Palmkernfett, Margarine, Schokolade.
Gesättigte Fette sind hauptverantwortlich für Übergewicht!!

Ungesättigte Fette:

Bei den pflanzlichen Fetten gibt es überwiegend ungesättigte Fette. **Ungesättigte Fettsäuren sind ernährungsphysiologisch wertvoller.** Von besonderem gesundheitlichen Wert ist hier die Linolsäure. Sie ist essenziell. Essenzielle Fettsäuren können im Körper nicht gebildet, sondern müssen mit der Nahrung aufgenommen werden. Linolsäure ist ein wichtiger Baustein für die Zellwände.

Reich an Linolsäure sind naturbelassene kaltgepresste Pflanzenöle. Hier wird unterschieden zwischen einfach ungesättigten Fettsäuren und mehrfach ungesättigten Fettsäuren.

Einfach ungesättigte Fettsäuren:

Alle Pflanzenfette enthalten mindestens 10 % einfach ungesättigte Fettsäuren. Der Anteil an einfach ungesättigten Fettsäuren in Oliven- und Rapsöl ist mit über 60 % besonders hoch. Einfach ungesättigte Fettsäuren kann der Körper selbst bilden (Sie sind nicht essenziell.)

Der Klassiker in der mediteranen Küche ist Olivenöl.

Das sehr beliebte Rapsöl ist auf der Überholspur und hat sich mittlerweile einen Spitzenplatz in der deutschen Ölliga erobert. Rapsöl enthält eine optimale Zusammensetzung der verschiedenen Fettsäuren. Es erfüllt alle wesentlichen Anforderungen an eine gesunde Ernährung und ist darüber hinaus vielseitig einsetzbar. Es ist geschmacksneutral und hat mehr Linolsäure als Olivenöl.

Rapsöl wird im Handel in zwei Varianten angeboten: Als »Feines Rapsöl« und »Kaltgepresste Rapsölspezialitäten«.

Mehrfach ungesättigte Fettsäuren:

Heute sind sich die Ernährungswissenschaftler einig. Mehrfach ungesättigte Fettsäuren gelten als besonders gesund. Ideale Quellen sind: Distelöl, Leinöl, Maiskeimöl, Sesamöl, Sojaöl, Sonnenblumenöl, Walnussöl, Weizenkeimöl und Fisch. Nüsse und Samen sind ebenfalls reich an mehrfach ungesättigten Fettsäuren. Mehrfach ungesättigte Fettsäuren sind essenziell.

OMEGA-3-Fettsäuren – Die Krönung der Fettsäuren:

Die OMEGA-3-Fettsäuren sind unter den mehrfach ungesättigten Fettsäuren besonders hervorzuheben. OMEGA-3-Fettsäuren verbessern die Fließeigenschaften des Blutes. Sie beeinflussen das Immunsystem und hemmen Entzündungsreaktionen.
Sie kommen hauptsächlich in fettreichem Fisch vor, der daher als besonders gesund gilt. Z. B. Hering, Makrele, Lachs, Thunfisch, Forelle. Er sollte mindestens zweimal pro Woche auf dem Menüplan stehen.
Sie mögen keinen Fisch? Verwenden Sie reichlich Raps-, Walnuss-, Soja-, oder Leinöl.

OMEGA-6-Fettsäuren:

OMEGA-6-Fettsäuren sind mehrfach ungesättigte Fettsäuren, die aktiv den Cholesterolspiegel im Blut senken. Tauschen Sie bitte die gesättigten Fettsäuren dagegen aus.
Einen hohen Anteil an OMEGA-6-Fettsäuren haben pflanzliche Öle und Fette, wie z. B. Sonnenblumen-, Maiskeim- und Sojaöl, nicht zu vergessen Diätmargarine.

Mangelerscheinungen beim Fehlen der essenziellen mehrfach ungesättigten Fettsäuren:

Haarausfall, erhöhte Gefahr an koronarer Herzerkrankung zu leiden oder zu sterben, Herzrhythmusstörungen, Hautveränderungen, Infektionsanfälligkeit, Wachstumsstörungen, Mangel an Blutplättchen, Bildung von Blutgerinnsel.

Der gesundheitliche Aspekt beim Konsum von »falschem Fett« und auch zu viel Fett:

In unserem Buch *»Leichter durchs Leben® ... endlich glücklich! Für immer ohne Diät abgenommen!«* gehen wir **sehr ausführlich** auf die gesundheitlichen Aspekte von zu viel falschem Fett ein, wie u. a. Triglyceride und Cholesterin. Um uns nicht zu wiederholen, wollen wir es hier bei folgender »Kurzform« belassen.
Zuviel Cholesterin oder Triglyzeride im Blut können Herz- und **Blutgefäßerkrankungen** hervorrufen. Über drei Viertel des Cholesterins im Blut werden vom Körper produziert: zwischen 500 und 2.000 mg pro Tag. Den benötigten Rest nimmt er mit der Nahrung zu sich. Das Nahrungscholesterin ist nur in **tierischen** Nahrungsmitteln enthalten.

Pro Tag sollten maximal 300 mg Cholesterin verzehrt werden. Ein Hühnerei enthält beispielsweise bereits 300 mg Cholelsterin.

Fettsäuren beeinflussen den Cholesteringehalt des Blutes. Durch einen hohen Verzehr von **gesättigten Fettsäuren** steigt der Cholesterinspiegel an. Bei einem Verzehr von **ungesättigten Fettsäuren** sinkt er.

Tauschen Sie gesättigte Fette durch einfach ungesättigte aus, führt dies zur Senkung von Gesamt- und LDL-Cholesterin. Einfach ungesättigte Fettsäuren schützen vor Herz-Kreislauferkrankungen.

Tauschen Sie gesättigte Fette gegen mehrfach ungesättigte Fette aus, wird dadurch das LDL-Cholesterin gesenkt.

Trans-Fettsäuren:

Eine **ungünstige Art an ungesättigten Fettsäuren** stellen die so genannten Trans-Fettsäuren dar. Trans-Fettsäuren kommen in kleinen Mengen in Butter und in anderen Fetten von Wiederkäuern vor. Trans-Fettsäuren entstehen durch industrielle Verarbeitung (Härtung von weichen Ölen oder Fetten). Die so veränderte chemische Struktur **bewirkt,** dass sich diese Fettsäuren **eher wie gesättigte Fettsäuren** verhalten. Produktbeispiele: Blätterteig, frittierte Speisen, Kartoffelchips u. v. a. Lebensmittel, die gehärtete Fette enthalten, müssen mit dem Hinweis »gehärtete Fette« gekennzeichnet sein.

Trans-Fettsäuren können den LDL-Cholesterolspiegel erhöhen und den HDL-Cholesterolspiegel senken. (Den schlechten erhöhen, den guten senken). Sie stehen unter Verdacht, den Stoffwechsel der notwendigen mehrfach ungesättigten Fettsäuren zu behindern.

Daher Nahrungsmittel, die Trans-Fettsäuren enthalten, meiden bzw. nur sehr selten verzehren.

Wie viel Fett sollte ich essen?

Ernährungsempfehlungen lauten, nicht mehr als ca. 70 g Fett pro Tag zu verzehren (wenn Sie sich nicht in der Abnehmphase befinden). Optimal ist eine Zusammensetzung der Fettverzehrmenge aus jeweils 30 % gesättigten Fettsäuren, einfach ungesättigten Fettsäuren und mehrfach ungesättigten Fettsäuren. Trans-Fettsäuren sollten weniger als 1 % der Nahrungsenergie betragen.

Wissenswert:

Eine verringerte Fettzufuhr zugunsten einer erhöhten Aufnahme an kohlenhydratreichen Lebensmitteln (bevorzugt Vollkornprodukte, Kartoffeln und Hülsenfrüchte) wirkt sich automatisch positiv auf die Versorgung mit essenziellen Nährstoffen und anderen gesundheitsfördernden Bestandteilen der Lebensmittel mit pflanzlicher Herkunft (z. B. Ballaststoffe, sekundäre Pflanzenstoffe) aus.

Auf die Qualität achten!

Qualitativ gibt es große Unterschiede! Orientieren Sie sich an den Tests von Stiftung Warentest!
Achten Sie auf die Bezeichnungen »Extra nativ (extra vergine)« und »nativ (vergine)« oder »Kaltpressung«.
Öle sollten Sie im Kühlschrank verschlossen, in dunklen Flaschen aufbewahren. Sie werden gekühlt zwar leicht flockig, doch leidet die Qualität nicht darunter.

EIWEISS = PROTEINE:
1 G EIWEISS = 4,2 KCAL

Eiweiße – auch Proteine genannt – liefern dem Körper hauptsächlich Baumaterial für Muskeln, Organe und das Blut. Auch für unser Immunsystem ist Eiweiß äußerst wichtig. Es dient als Baustoff für Enzyme, Hormone und Blutgerinnung. Durch den Baustoff Eiweiß erneuern sich unsere Körperzellen und werden aufgebaut.
Mangelt es dem Körper an Energielieferanten, z. B. Kohlenhydrate – beispielsweise, wenn Sie abnehmen wollen und hungern, verbrennt er das vorhandene Eiweiß als Energie. Auf diese Art werden die wichtigen Baustoffe verschwendet. Essen Sie daher immer ausreichend eiweißhaltige Lebensmittel.
Es wird unterschieden zwischen pflanzlichem und tierischem Eiweiß.

Tierische Eiweiße:
Mageren Fisch, mageres Fleisch, magere Fleischwaren, Eier

Pflanzliche Eiweiße:
Brot, Getreideflocken, Kartoffeln, Hülsenfrüchte, Gemüse, Soja- und Sojaprodukte.

Das tierische Eiweiß ist dem pflanzlichen Eiweiß qualitativ überlegen. Es enthält alle 22 Aminosäuren, die der menschliche Körper für seine Erhaltung und Funktion benötigt. Die biologische Wertigkeit sagt aus, wie viel Gramm Körperprotein aus 100 g Nahrungsprotein gebildet werden können. Das pflanzliche Eiweiß hat allerdings den Vorteil, das als Begleitstoff weniger Fett gegessen wird.

Folgende Kombinationsmöglichkeiten sind optimal:

Kartoffeln	mit Eiern
Kartoffeln	mit Fleisch
Kartoffeln	mit Milch, Quark, Käse
Mehl, Brot	mit Fleisch, Fisch, Ei oder Milch
Hülsenfrüchte	mit Ei, Weizen oder Roggen
Getreide	mit Milch

Nicht optimale Kombinationen wären:

Kartoffeln	mit Hülsenfrüchten
Mehl, Brot	mit Kartoffeln, Gemüse oder Soja
Hülsenfrüchte	mit Fleisch oder Fisch

Fettarme Milch bietet sich als guter Kombinationswert für pflanzliche Eiweiße an, wenn sie gleichzeitig mit der pflanzlichen Nahrung aufgenommen wird.

Wie viel Eiweiß sollten Sie essen?

Die empfohlene tägliche Eiweißmenge beträgt 0,8 Gramm pro Kilogramm Körpergewicht.

Beispiel: Frau Becker wiegt 70 Kilo.
70 kg x 0,8 Gramm = 56 Gramm Eiweißbedarf/pro Tag

Empfohlen wird die Aufnahme von $\frac{1}{3}$ tierischem Eiweiß und $\frac{2}{3}$ pflanzlichem Eiweiß.

Wie viel Eiweiß liefern folgende Lebensmittel:

Beispiele:

100 g Vollkornbrot	=	7 Gramm Eiweiß
200 ml Milch	=	7 Gramm Eiweiß
150 g mageres Schweinefleisch	=	31 Gramm Eiweiß
150 g Forelle	=	29 Gramm Eiweiß
200 g Brokkoli	=	7 Gramm Eiweiß
100 g Sojazubereitung Fleischersatz	=	44 Gramm Eiweiß

Was kann passieren, wenn Sie zu viel oder zu wenig Eiweiß
mit der Nahrung aufnehmen?

Wird mehr Protein mit der Nahrung aufgenommen als Sie benötigen, dient es nicht mehr als Baustoff, sondern nur mehr als Energielieferant (1 Gramm Eiweiß liefert 4,2 kcal). Als Energiequelle hat Eiweiß gegenüber Kohlenhydraten und Fetten einen Nachteil: Jedes Protein enthält Stickstoff, der über die Niere im Harn ausgeschieden werden muss. Überhöhte Eiweißaufnahme kann daher eine Belastung für den Organismus (und die Nieren) darstellen.

Mangelhafte Eiweißzufuhr über längere Zeit kann zu Wasseransammlungen im Gewebe (Ödeme), zum Abbau von Muskelmasse und dadurch zu Muskelschwäche, Wachstumsstörungen, Schwächung des Immunsystems führen.

Die Gefahr eines Eiweißmangels ist in den Industrieländern allerdings kaum gegeben. In einigen europäischen Ländern, beispielsweise in Österreich, wird eher zuviel als zuwenig Eiweiß gegessen. Die notwendige Eiweißmenge lässt sich jedoch durch eine Bevorzugung von pflanzlichen Lebensmitteln und eine Einschränkung von Fleisch und Wurst leicht erreichen.

Der **Eiweißgehalt ist im Blut messbar.** Fragen Sie bei der nächsten Blutabnahme Ihren behandelnden Arzt danach.

KOHLENHYDRATE – AM BESTEN STÄRKE: 1 G KOHLENHYDRATE = 4,2 KCAL

Kohlenhydrate sind reine Energieträger (der Brennstoff für unseren Körper) und spielen neben Fett die wichtigste Rolle für die Deckung des Energiebedarfs.

Welche Arten von Kohlenhydraten unterscheiden wir?

Je nach Anzahl der Zuckerbausteine – ein, zwei oder mehrere – werden Kohlenhydrate in drei Hauptgruppen unterteilt:

- **Einfachzucker (Monosaccharide)** = Einfache Verbindung
  Die wichtigsten sind Traubenzucker (Glucose) und Fruchtzucker (Fruktose).

- **Zweifachzucker (Disaccharide):**
  Weißer Haushaltszucker (Saccharose) sowie Malz- und Milchzucker.

- **Mehrfachzucker (Polysaccharide):**
  Hierzu gehören Stärke, Ballaststoffe, wie beispielsweise Cellulose.

Kohlenhydrate (Stärke) sind nur zu 1 % in unserem Körper vorhanden, die Ernährungsempfehlung lautet: 50 bis 55 % des Energiebedarfes täglich aus Kohlenhydraten aufzunehmen! Also ist ein hoher Kohlenhydratanteil der täglichen Nahrung besonders vorteilhaft für unseren Körper und die Gesundheit.

Kohlenhydrate werden bevorzugt verbrannt, obwohl sie nur halb so viel Energie liefern wie Fett.

Stärkehaltige und ballaststoffreiche Lebensmittel stehen bei einer gesunden, ausgewogenen Ernährung hierbei im Mittelpunkt: Durch diese Nährstoffe decken wir unseren Bedarf an Vitaminen, Mineralstoffen uns sekundären Pflanzenstoffen. Sie haben einen geringen Fettgehalt, dafür aber einen hohen Sättigungswert. Heißhungerattacken gehören der Vergangenheit an.

Die Aussage »Kohlenhydrate machen dick« ist längst überholt. Essen Sie mehr Kohlenhydrate als Ihr Körper braucht, wird der Überschuss in Fett umgewandelt und als Depotfett gespeichert. **Heute weiß man allerdings, dass die richtigen Kohlenhydrate die Fitmacher sind, die nicht auf Ihren Rippen bzw. Hüften landen.** Erst bei einer sehr hohen Zufuhr an Kohlenhydraten (400 bis 500 g täglich bei jungen Erwachsenen) baut der Körper Glucose in gesättigte Fettsäuren um, die im Fettgewebe gespeichert werden.

Folgendes ist jedoch Realität: Süßes, Kuchen, süße Getränke, Ketchup und Fertigprodukte werden zunehmend konsumiert. Das bedeutet, die tägliche Aufnahme von Einfach- und Zweifachzuckern steigt immer mehr. Dieser hohe Verbrauch von Haushaltszucker wirkt sich nachteilig auf unseren Körper und die Gesundheit aus.

Einfachzucker enthält weder Vitamine, noch Mineralstoffe. Einfache Kohlenhydrate schmecken süß, haben aber einen geringen Sättigungswert und enthalten fast keine Vitamine. Deshalb werden sie auch oft als »leere Energie« bezeichnet. Sie bringt dem Körper nichts außer der schnellen Energie, verbunden mit erhöhtem Kariesrisiko.

Vorsicht: Bei schokoladehaltigen Süßigkeiten kommt ein weiteres Problem hinzu: Sie enthalten neben dem hohen Zuckergehalt eine nicht unbeträchtliche Menge an Fett!

SÜSSIGKEITEN SOLLTEN SPARSAM, ABER DANN BEWUSST GEGESSEN WERDEN.

Zusammenfassung:

Wie wirken sich die Unterschiede der drei unterschiedlichen Kohlenhydratarten auf den menschlichen Organismus aus?

Alle Kohlenhydrate werden vom Darm ins Blut aufgenommen. Von dort gelangen sie in die Körperzellen. Einfachzucker wird schnell ins Blut aufgenommen. Zweifachzucker wird zuerst in Einfachzucker gespalten, dadurch erfolgt ihre Aufnahme ins Blut langsamer. Mehrfachzucker wird in mehreren Schritten zu Einfachzucker abgebaut und gelangt dadurch langsam und kontinuierlich ins Blut. Der Blutzuckerspiegel bleibt konstant. Das Sättigungsgefühl hält länger an. Das hilft u. a. dabei:

- das Körpergewicht zu normalisieren.
- Cholesterin zu senken, Herz-Kreislauferkrankungen vorzubeugen.
- eine geregelte Verdauung zu haben (u. a. Hämorriden zu verhindern, Darmkrebs entgegenzuwirken).
- Karies und Paradontose vorzubeugen.

DARUM SIND DIE RICHTIGEN KOHLENHYDRATE FÜR UNSERE GESUNDE ERNÄHRUNG SO WICHTIG!

Komplexe Kohlenhydrate (Mehrfachzucker) kommen hauptsächlich in stärkereichen Lebensmitteln wie Getreide, Brot, Vollkorngetreide, Vollkornprodukten, Vollkornbrot, Mehrkornbrot, Roggenbrot, Schrotbrot, Kartoffeln, Hülsenfrüchten, Gemüse und zum Teil in Obst, aber auch als tierische Stärke in Muskelfleisch oder Leber vor.
Sie enthalten lebenswichtige Vitamine, Mineralien, sekundäre Pflanzenstoffe und Ballaststoffe.

Was sind Ballaststoffe?

Bei Ballaststoffen handelt es sich um Bestandteile von pflanzlichen Lebensmitteln. Sie werden vom Körper nicht zur Energiegewinnung verwertet. Sie fördern hauptsächlich eine positive Verdauung. Ernähren wir uns ballaststoffarm, kann dies zu Verstopfung führen. Ballaststoffreiche Mahlzeiten sättigen länger.

KOMPLEXE KOHLENHYDRATE MACHEN VITAL UND SCHLANK! ZU VIELE EINFACHE KOHLENHYDRATE MACHEN KRANK!

Wie viele Kohlenhydrate sollten Sie essen?

Die empfohlene Zufuhr an Kohlenhydraten beträgt etwa 50 bis 55 % des Gesamtenergiebedarfs pro Tag. Bei Personen, die ausschließlich sitzende Tätigkeiten ausüben und sich in ihrer Freizeit nicht körperlich anstrengen sind das bei Frauen ca. 230 Gramm und bei Männern ca. 300 Gramm Kohlenhydrate.

Was passiert, wenn Sie zuviel oder zuwenig Kohlenhydrate essen?

Essen Sie nicht genügend komplexe Kohlenhydrate, fehlen Ihnen früher oder später lebensnotwendige Ballaststoffe.

Ein Mangel an Kohlenhydraten bewirkt, dass Eiweiß aus der Nahrung zuerst zerlegt und dann zu Kohlenhydraten umgebaut wird, um den Ablauf wichtiger Stoffwechselprozesse zu gewährleisten. Es ist daher empfehlenswert, ausreichend richtige Kohlenhydrate aufzunehmen, um das wertvolle Eiweiß für seine wichtigen Funktionen zu sparen.

Wichtig:

Ein Zuviel an Kohlenhydraten, das Ihr Körper nicht gleich verbrennen kann, wird in Muskeln und Leber gespeichert. Sind die Speicherdepots voll, wandelt Ihr Körper den Überschuss in Fett um.

So entstehen die Fettpölsterchen.

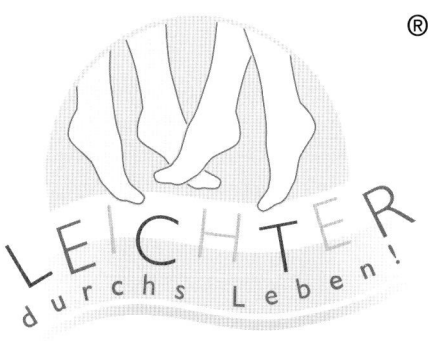

LEICHTER
durchs Leben!

FETTARMER GENUSS

KAPITEL 7

Das Erfolgs-geheimnis: Was muss ich ändern?

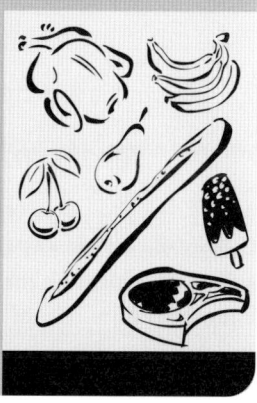

Das Erfolgsgeheimnis: Was muss ich ändern?

SO WENIG WIE MÖGLICH – SO VIEL WIE NÖTIG!

An dieser Stelle möchte ich Sie beruhigen und Ihnen Mut machen: Es bleibt bei Ihrer gewohnten Alltagsküche. Gerne würde ich Ihnen empfehlen, zur Küche unserer Großmütter zurückzukehren. Zum Beispiel: Sonntagsbraten. Montag Reste vom Sonntag essen, samstags »dicke Suppe«, freitags Fisch, Obst und Gemüse nach Jahreszeiten. Es gab alles, aber nicht immer. Man schätzte und achtete Lebensmittel wesentlich mehr als heute. Unser Ernährungsverhalten wäre ausgeglichener.
Heutzutage ernähren wir uns meist aus Zeitgründen anders. Ich, als Mutter, Hausfrau und Bäckersfrau, weiß genau, wovon ich rede. Theorie und Praxis unterscheiden sich gewaltig. Das erkannte beispielsweise auch die medinet Spessart-Klinik Bad Orb GmbH. Sie lehnt sich an den üblichen Alltag an, der uns beherrscht, und nimmt das gelassen als Gegebenheit hin. Auch ich greife öfters zu Hilfsmitteln, die mir das Kochen erleichtern.
Wie bereits erklärt, handelt es sich bei *»Leichter durchs Leben®«* nicht um eine Diät! Deshalb keine Angst vor Ihrer Ernährungsumstellung! Hier ist Alltagsküche angesagt. Es geht hier nicht darum, nichts oder weniger zu essen. **Sie lernen anders zu essen, regelmäßig zu essen, besser zu essen!**

SIE SPAREN NICHT AN GESCHMACK, SIE SPAREN NUR AN FETT!

Was müssen Sie ändern?

Verabschieden Sie sich vom Hungern!

Dem Essen entsagen! Dann nehme ich ab! Falsch. **Lernen Sie loszulassen, lernen Sie zu essen! Essen Sie das Richtige! Nichts, wenig oder das falsche Essen machen dick. Sie *müssen* regelmäßig essen! Nur so können Sie dauerhaft abnehmen! Nur so können Sie den Jo-Jo-Effekt vermeiden.**
Als Übergewichtige handelte ich häufig, um Energie zu sparen, so: Ich verzichtete auf das Frühstück (beliebte Gewohnheit bei übergewichtigen Men-

schen), auf Zwischenmahlzeiten und evtl. auch auf das Mittagessen. Hinzu kam, dass ich mich mit einem **besonders üppigen Abendessen** belohnte. Ich hatte ja tagsüber »gespart« und kaum Energie zu mir genommen. Schon wieder falsch! Gehen Sie davon aus, dass Ihr Körper abends und nachts besser Fett speichert als tagsüber.

---

*Ihr Auto benötigt immer **Benzin**, wenn Sie mit ihm fahren! Nicht mal ein bisschen mehr oder weniger. Immer gleichmäßig viel Benzin.*

So habe ich es geschafft, abzunehmen:

* **3 Hauptmahlzeiten und 2 Zwischenmahlzeiten am Tag.** Am besten zu jeder Mahlzeit ein Getreideprodukt. Das sättigt anhaltend. Vollwertige Lebensmittel favorisieren.
* **30 Fettpunkte am Tag** verzehren (Abnehmphase). Machen Sie sich mit dem Fettgehalt der Lebensmittel vertraut.
* **Mit dem Fettpunkte-Wochenplan arbeiten.** Tragen Sie täglich – möglichst sofort nach dem Verzehr – Ihre Fettpunkte ein. **Der Fettpunkte-Wochenplan ist der Garant für den Abnehmerfolg.**
* **Täglich 1,5 bis 2 l pro Tag.** Trinken ist genauso wichtig wie essen.

  Unterscheiden zwischen Hunger und Appetit! Essen Sie sich satt, aber nicht mehr.
* Entscheidend für Ihren Abnehmerfolg ist der **richtige** Einkauf:

  Was Sie nicht einkaufen, können Sie auch nicht essen.

  Gehen Sie niemals hungrig einkaufen!

  Im Voraus planen. Für einige Tage oder wochenweise. Machen Sie sich einen Einkaufsplan. Kaufen Sie nur das, was auf Ihrem Speiseplan steht! Das spart Zeit und sie widerstehen leicht möglichen Versuchungen.
* **Fettarme Lebensmittel bevorzugen.** Kaufen Sie ausschließlich Artikel, die den Fettgehalt genau deklariert haben. Schätzen Sie nicht. Da liegen Sie ganz schnell daneben! Vorsicht bei »Light-Produkten« und »Diät-Produkten« – Fettgehalt genau prüfen! Fragen Sie an der Käsetheke intensiv nach dem Fettgehalt!
* Achten Sie auf Abwechslung bei der Auswahl Ihrer Lebensmittel. Genießen Sie über den Tag verteilt viel frisches Obst und Gemüse. Integrieren Sie als

wertvolle Calcium-Lieferanten fettarme Milch und Milchprodukte. Essen Sie mindestens als Eiweißlieferanten einmal pro Woche Fisch. Reduzieren Sie Ihren Fleischkonsum auf zwei- bis dreimal pro Woche. Seien Sie vorsichtig bei Ihrem Wurstkonsum. Wo lauert das Fett?

Bevorzugen Sie hochwertige Produkte, insbesondere bei der Auswahl von Öl. Verwenden Sie Zucker und Salz bewusst. Wählen Sie eine schonende, fettarme Zubereitung.

Zaubern Sie mit fettarmen Produkten schnelles, schmackhaftes Essen. Seien Sie phantasievoll, mutig und erfinderisch.

Mit einer optimalen Ernährung tun Sie Ihrer ganzen Familie etwas Gutes. Tauschen Sie bei Bedarf einige Produkte aus. Zum Beispiel:

Für die, die abnehmen möchten:	Austausch für die, die nicht abnehmen sollen:
Fettarme Milch 1,5 % Fett	Vollmilch 3,8 % Fett
Magerquark	Speisequark, 20 % Fett i. Tr.
Obst als Zwischenmahlzeit	Obst plus (z. B. Vollkornbrot mit Käse)
Sauerkraut mit magerem Kasseler	Sauerkraut mit Rippchen

Wie verteile ich meine 30 Fettpunkte auf den Tag?

Beispiel:

Frühstück:	10 g Fett	=	10 g Fettpunkte
Zwischenmahlzeit:	3 g Fett	=	3 g Fettpunkte
Mittagessen:	8 g Fett	=	8 g Fettpunkte
Zwischenmahlzeit:	3 g Fett	=	3 g Fettpunkte
Abendessen:	6 g Fett	=	6 g Fettpunkte

Wunschgewicht erreicht! Wie steigere ich auf 60 bis 70 Fettpunkte in der Haltephase?

Steigern Sie Ihren täglichen Fettverzehr vierwöchentlich um 10 Gramm, bis Sie Ihre Fettpunkte für die Haltephase erreicht haben. Sie werden sehen, das klappt!

In Kapitel 10 und 11 finden Sie schnelle, einfache und leckere Frühstücksvorschläge, Vorschläge für Zwischenmahlzeiten, für Mittagessen bzw. warmes Abendessen und Vorschläge für kalte Mittag- oder Abendessen.

Wissenswertes zum Thema »vollwertige Ernährung«

Keine Angst, es ist nicht so, wie viele denken: Vollwertige Ernährung bedeutet nicht karge Körnerkost oder bittere Medizin. Vollwertige Ernährung ist eine sehr schmackhafte Küche, die verständlicherweise immer mehr Anhänger findet.
Die vollwertige Ernährung ist vielseitig und abwechslungsreich. Sie bietet Ihnen eine Fülle von Möglichkeiten, leckere und gesunde Gerichte zu kochen.

Vorsicht: Der Begriff *»Vollwert«* ist nicht geschützt.

Vollkornbrot und Vollkornbrötchen bilden wichtige Bestandteile der »vollwertigen Ernährung«. Vollkornbrot ist ein besonders hochwertiges Lebensmittel. Vollkorn wird als ganzes Korn zu Schrot oder Mehl verarbeitet. In dem verwendeten Getreidekorn sind die Randschichten (Kleie) und der Keimling noch enthalten. Das volle Korn ist reich an Vitaminen, insbesondere B-Vitaminen, Mineralstoffen, Ballaststoffen und lebenswichtigen Ölsäuren (OMEGA-6). Vollkornbrot und Vollkornprodukte sind im Rahmen einer vollwertigen Ernährung besonders zu empfehlen. Eine Umstellung lohnt sich auf jeden Fall.

Trinken Sie sich schlank!

Die Bedeutung dieses Themas wurde in *»Leichter durchs Leben® ... endlich glücklich! Für immer ohne Diät abgenommen!«* ausführlich behandelt.

Wasser ist absolut lebensnotwendig. Die Flüssigkeitsversorgung unseres Körpers ist unentbehrlich. Viele versuchen, sich an diesem Thema »vorbeizumogeln«. Daher greifen wir das Thema hier erneut auf.
Der Mensch kann längere Zeit ohne feste Nahrung auskommen. Er überlebt aber nur wenige Tage ohne Wasser. Wasser erfüllt vielerlei Funktionen im Körper, deshalb ist eine ausreichende Zufuhr unbedingt notwendig.
Wasser ist unser wichtigstes Lebensmittel. Kaum ein Lebensmittel wird so regelmäßig und häufig kontrolliert. Trinkwasser bzw. Leitungswasser aus der öf-

fentlichen Wasserversorgung ist in der Regel einwandfrei. Ein weiteres Plus von Trinkwasser: Es kostet wenig und ist so gut wie überall zu haben.

Was tut sich in meinem Körper, wenn ich *nicht* ausreichend trinke?

Zum Beispiel: **Die Gewichtsabnahme verzögert sich,** Kopfschmerzen, Schwindel und Kreislaufbeschwerden, starkes Durstgefühl, trockene Schleimhäute, Akne, Hauttrockenheit mit verstärkter Faltenbildung, Verdauungsprobleme, Konzentrationsmangel, Müdigkeit und schlechte Laune machen sich breit.

Wie viel muss ich trinken?

Faustregel: *TÄGLICH 1,5 BIS 2,5 LITER TRINKEN*

Männer benötigen ca. 2.900 ml Flüssigkeit täglich. Davon werden ca. 500 ml bis 1.000 ml mit der Nahrung aufgenommen. Die restlichen ca. 1.900 ml bis 2.400 ml Flüssigkeit müssen getrunken werden. Frauen benötigen ca. 2.500 ml Flüssigkeit pro Tag. Davon werden ebenfalls ca. 500 ml bis 1.000 ml mit der Nahrung aufgenommen. Die restlichen ca. 1.500 ml bis 2.000 ml müssen durch Trinken aufgenommen werden.

Für Jugendliche und Erwachsene gilt folgender Richtwert: Minimum: Täglich je nach Alter 30 bis 40 ml Wasser pro Kilogramm Körpergewicht.

Je mehr Sie trinken, desto mehr Energie verbrauchen Sie!

Für Sie entdeckt:

Negative Energie – Trinkwasser hilft beim Abnehmen!

Die neuesten Untersuchungen zeigen, dass der Energieverbrauch Ihres Körpers durch Wasser trinken angekurbelt wird!
Wenn Sie täglich einen Liter Wasser zusätzlich trinken, verbraucht Ihr Körper mehr Energie – ohne zusätzliche Bewegung! Er verbraucht zusätzlich 11 Gramm Fett pro Tag!

11 g Fett x 365 Tage = 4.015 g Fett pro Jahr.

Das sind sage und schreibe vier Kilo im Jahr!

Seit einem Jahr liegt die neue Studie vor: Ein Team von Forschern der Chari-té, Berlin, und des Deutschen Instituts für Ernährungsforschung, Potsdam-Rehbrücke, untersuchte an neun übergewichtigen, gesunden Probanden die Wirkung des Trinkens von Wasser auf den Energiestoffwechsel.

Die so genannte thermogene (wärmebildende) Wirkung von Trinkwasser in un-serem Körper wurde belegt. Durch das Trinken von Wasser kommt es zu einem deutlichen Anstieg des Energieumsatzes. Wer Wasser trinkt, verbraucht Ener-gie. Am besten trinken Sie einen halben Liter Wasser vor den Mahlzeiten. Das Wasser sollte Zimmertemperatur haben oder etwas darunter liegen.

Trinkwasser ist ein idealer Durstlöscher. Es enthält selbst keine Energie, erhöht aber den Energieverbrauch.

Schon nach wenigen Wochen haben Sie sich an das »mehr trinken« gewöhnt. Am Anfang ist es für Sie noch ein Muss mehr zu trinken. Doch schon nach kur-zer Zeit ist die erhöhte Flüssigkeitsmenge ein wichtiger und notwendiger Teil Ihrer Ernährung!

Überzeugt?

Ihnen bleibt hier nur eines! Setzen Sie das um! Tag für Tag! Eine Hilfe für Sie zu Beginn Ihrer Abnehmphase kann sein, mit einem Trinkprotokoll zu arbei-ten. Sie finden es am Ende dieses Buches.

Muss es immer Wasser sein?

Oben sind die Vorzüge von Leitungswasser bereits erwähnt.

Oder trinken Sie Mineralwasser. Es wird eine Vielfalt an stillen und kohlen-säurehaltigen Mineralwässern, Quellwässern und Heilwässern angeboten. Mi-neralwasser kann einen Anteil zur optimalen Mineralstoffversorgung leisten. (Calcium, Magnesium, Natrium ...).

Trinken Sie ungesüßten Früchte- oder Kräutertee. Wechseln Sie Ihre Teesorten ab.

Schwarz- oder Grüntee und Heiltee eignen sich nicht als Durstlöscher.

Drei Tassen Kaffee können Sie als Trinkmenge gerne anrechnen.

Beachten Sie bitte: Süße Getränke enthalten meist zu viel Zucker.

Fertige Eistees enthalten viel Zucker!

Reine Fruchtsäfte haben von Natur aus Zucker, der in den Früchten enthalten ist. Sie sind reich an Vitaminen und sekundären Pflanzenstoffen und daher empfehlenswert. Sie haben aufgrund des hohen Fruchtzuckergehaltes relativ viele Kalorien und erhöhen das Kariesrisiko.

Gemüsesäfte leisten einen sinnvollen Beitrag zur Gesundheit. Sie enthalten weniger Zucker als Obstsäfte und weisen ebenfalls viel Vitamine, Mineralstoffe und sekundäre Pflanzenstoffe auf. Optimal sind ein bis zwei Gläser pro Tag.

Mischen Sie sich Ihre eigenen Schorlen. Empfehlung: Verdünnen Sie Frucht- und Gemüsesäfte im Verhältnis ein Drittel Saft, zwei Drittel Wasser.

Nicht optimal sind Fruchtnektare, Fruchtsaftgetränke, Cola und Limonaden. Sie sind meist übersüßt, mit einem nur geringen Anteil an Fruchtsaft. Schauen Sie sich folgende Tabelle an:

Fruchtsaftanteil bei Getränken:		
Fruchtsaft	=	100 %
Nektar	=	25–50 %
Fruchtsaftgetränke	=	6–30 %
Limonade	=	3–15 %

Bei sinkendem Saftanteil steigt grundsätzlich der Zuckeranteil. Bei Fruchtsaftgetränken und Limonaden gibt es keine Begrenzung des Zuckeranteils.

Achten Sie auf die Zutatenlisten. Produkte speziell für Kinder enthalten zu oft viel Zucker, Farbstoffe und geschmacksfördernde Stoffe. Finger weg von »Diät- und Light-Getränken«! Auch diese enthalten meistens viel Zucker und/oder chemische Zusatzstoffe.

Alkohol: Das sollten Sie wissen!

Alkohol enthält selbst kein Fett. Er regt den Appetit an und hat darüber hinaus zwei äußerst gravierende Nachteile:

1. Alkohol hat verglichen mit den anderen Nährstoffen (Kapitel 6) mit 7 Kalorien pro Gramm Alkohol viel Energie. Wer also zwei Flaschen Bier oder eine halbe Flasche Wein am Tag trinkt, hat allein aufgrund der zusätzlich zugeführten Energie **fast keine** Chance, erfolgreich abzunehmen!

2. Alkohol hat außerdem in unserem Körper bei der Energiegewinnung absoluten Vorrang vor Kohlenhydraten und Fetten. **Solange Alkohol in Ihrem Körper als Energiequelle zur Verfügung steht, ist der Fettstoffwechsel (die Fettverbrennung) absolut blockiert!**

Wie lange dauert das?

Die Faustregel ist: 0,1 Promille Alkohol brauchen in etwa eine Stunde, bis sie abgebaut sind.

---

*Alkohol = Allgemeine Bezeichnung für Trinkalkohol hier in %
(annähernde Werte):*

Bier:	2– 6 %
Wein:	7–13 %
Südweine:	15–17 %
Liköre:	30–35 %
Branntweine:	40–80 %

Ein Rechenbeispiel für Sie:

1 Glas Apfelwein	=	0,2 l	=	blockiert	10 g Fett
1 Kiste Apfelwein	=	6 l	=	blockiert	300 g Fett
1 l Apfelwein	=			blockiert	50 g Fett

Schauen Sie in unseren Fettkompass!

Also dann, Prost!

Praktische Fettspar-Tipps für zu Hause für die fettarme, gesunde, frische, schnelle *»Leichter durchs Leben®«*-Küche:

Fettspar-Tipps:

Fleisch, Fisch, Gemüse:

- Fleisch und Fisch nicht panieren.
- Grillen von Fleisch, Fisch, Geflügel und Gemüse ist eine fettarme Zubereitungsmöglichkeit.

- So wird mageres Grillfleisch besonders geschmackvoll:
  600 g Grillfleisch, Grillgewürz mit 2 EL Öl verrühren, Fleisch damit einreiben. 30 bis 60 Min. ziehen lassen. Öl je nach Fleischmenge reduzieren.
- Pfannenboden mit Bratfett/Öl dünn auspinseln. Stark erhitzen, gut abgetrocknetes Fleisch in die Pfanne geben.
- Bei beschichteten Pfannen wird kein Öl benötigt. Diese stark erhitzen. Erst dann Bratgut in die Pfanne geben.
- Bratenfleisch vom Schwein, Rind usw. ohne Öl im Topf anbraten: Topf sehr stark erhitzen, Bratgut hineingeben. Erst wenden, wenn es sich von selbst vom Topfboden löst.
- Ein Wok eignet sich nicht nur für die asiatische Küche. Stark erhitzen, wenig Fett verwenden. Beispiel: Rindergeschnetzeltes mit Gemüse und Gewürzen zusammen in den Wok geben.
- Fettfreies Braten mit Mineralwasser mit Kohlensäure: Pfannenboden knapp mit Wasser bedecken. Das Fleisch in das erhitzte Wasser geben und bei mittlerer bis starker Hitze anbraten. Bei Bedarf löffelweise Mineralwasser hinzugeben. So werden Spiegeleier knusprig.
- Grillen Sie Ihr Fleisch oder Gemüse fettfrei im Backofen.
- Bratschlauch mit Fleisch und Gemüse füllen, Enden zubinden, im Backofen garen.
- Anstatt Schweinemett: Hackfleisch aus der Hüfte oder Oberschale vom Rind bevorzugen. Ist Ihnen nur Rindfleisch zu trocken, wählen Sie die Variante halb und halb. Lassen Sie vom Metzger zum Rindfleisch noch ein Schweineschnitzel durchmahlen.
- Frikadellen anstatt in der Pfanne im Backofen grillen.
- Für Gulasch oder Braten vom Rind Fleisch aus der Hüfte oder Oberschale verwenden.
- Bratwurst erst ca. 3 Min. im Wasser in der Pfanne garen. Danach Wasser abgießen, Wurst anstechen, ohne Öl braten.
- Fleisch, Geflügel, Fisch und Gemüse in einem Dämpfeinsatz garen.
- Fettreiche Haut, Kruste, Fettränder (z. B. Schinken mit Fettrand) bei Fisch, Geflügel, und sonstigem Fleisch entfernen.
- Hier lauert die Fettfalle: Augenmaß nicht vertrauen! Fett, Butter oder Öl immer abmessen! 1 EL Öl = 10 g Fett. Nach Augenmaß könnten daraus schnell 70 g werden!
- Mit Öl-Sprüher jede Menge Öl sparen. Beim Anbraten in der Pfanne, bei Backofen-Kartoffeln, Tomate-Mozarella u. v. a.

Salate:

- Brühsalate, z. B. Bohnen-, Gurken-, Tomaten-, Karotten-, Rettichsalat usw. benötigen kein Öl. Der Geschmack wird dadurch nicht beeinträchtigt. (Für die fettlöslichen Vitamine haben wir immer noch genug Fett im Bauch).
- Blattsalate schmecken ohne Öl stumpf. Ans Abmessen denken!
- Essig-Öl-Dressings lassen sich geschmacklich gut mit Hühnerbrühe variieren. Mischungsverhältnis: 1 TL Hühnerbrühe in 1 EL warmen Wasser auflösen und 1 EL Öl, weitere Zutaten wie gewohnt.
- Mal ganz einfach: Pfeffer, Salz, Zucker, Senf, frische Kräuter oder TK nach Wahl, Balsamico-Essig.

Kartoffeln, Suppen, Soßen:

- Fettarme Zubereitung von Kartoffeln: Salz-, Pell-, Backofen- oder Folienkartoffeln. Backofenkartoffeln mit oder ohne Schale im Backofen garen. Folienkartoffeln vor dem Einwickeln in Alufolie mit einer Gabel einstechen.
- Statt Mayonnaise saure Sahne, Joghurt, Quark oder Dickmilch verwenden.
- Saure Sahne zu fett? 1 EL Saure Sahne = 1,5 g Fett - 1 EL Öl = 10 g Fett!
- Bei Cremesuppen Sahne durch Kondensmilch 7,5 % Fett ersetzen. Dieser Fettgehalt wird benötigt, um die richtige Konsistenz Ihrer Suppe zu erreichen (Gerinnung).
- Beim Verfeinern von Soßen anstatt Sahne, Kondensmilch 7,5 % Fett verwenden, z. B. für Tortellini in »Sahne«-Soße.
- Bei Aufläufen anstatt Sahne, »Cremefine zum Kochen« (15 % Fett) verwenden.
- Suppen und Soßen lassen sich leicht entfetten:
  - Die flüssige Fettschicht vorsichtig mit festem Küchenpapier abtupfen.
  - Die Flüssigkeit durch einen Kaffeefilter gießen.
  - Die Flüssigkeit in den Kühlschrank stellen. Das erkaltete Fett abnehmen.
  - Fettabscheidekanne (im Fachhandel in verschiedenen Ausführungen erhältlich). Beim Abgießen bleibt das Fett in der Kanne zurück.
- Obstkuchen mit Hefeteig hat immer weniger Fett als Rührteigkuchen.

Praktische Fettspar-Tipps für Essen außer Haus/ Essen in Restaurants:

Auf Feiern verhalte ich mich unkompliziert und esse von dem, was angeboten wird. Ich versuche, die »Fettfallen« zu enttarnen. Wo lauern die versteckten Fette? Alles, was ich nicht einschätzen kann, lasse ich stehen. So lache ich beispielsweise den sehr gut schmeckenden Kartoffelsalat von Tante Hedwig mit Mayonnaise an und denke: Nein danke, heute nicht! Das macht sogar richtig Spaß!

Fettfalle Salat:

- Salatsoßen können sehr gehaltvoll sein. Nachfragen, um welches Dressing es sich handelt. Separat servieren lassen.
- Salat ohne Dressing bestellen. Selbst mit Essig und sparsam mit Öl würzen.
- Auf folgende Salatbeilagen verzichten: Eier, Avocados, Käse, gebratenen Speck, Croutons und Nüsse (z. B. Pinienkerne).
- Vor Bestellung nachfragen, ob der Thunfisch im eigenen Saft oder in Öl verwendet wird. Finger weg von Thunfisch in Öl!
- Bei Suppen Einlagen, wie Markklößchen, Leberknödel, Mehlklößchen, Eierstich, Grießklößchen, Schwemmklößchen oder Pfannkuchenstreifen vermeiden. So wird ein »leichtes Süppchen« schnell so fett wie eine Wurstsuppe. Bevorzugte Suppeneinlagen: Gemüse, Reis, Kartoffeln oder Nudeln.
- Fruchteis gegenüber Milcheis bevorzugen. Kleine Portionen wählen. Lieber noch eine Tasse Kaffee oder Espresso trinken.
- Kleine Milchshakes mit Fruchteis bestellen! Frappeés bevorzugen. Finger weg von Schokoladensoßen! Es gibt keine fettarme Schokolade!
- Die Menge selbst bestimmen: Grundsätzlich Soßen immer separat servieren lassen.
- Eine »fette« Pizza – auch wenn es nicht schön aussieht – mit einer Serviette abtupfen. Diese nimmt einen Teil des Fettes auf. Bestellen Sie Ihre Pizza mit Mozzarella-Käse.
- Ich liebe es, außer Haus ein halbes Hähnchen zu essen. Seit der Haltephase gönne ich mir, das Hähnchen mit Haut zu essen. Als Beilage einen großen Salat mit Joghurtdressing. Pommes Frites werden grundsätzlich **immer** abbestellt!
- Gerne bestelle ich mir ein deutsches Rindersteak mit Folienkartoffeln in saurer Sahne und einen großen Salatteller, jedoch den Salatteller ohne Einlagen.
- Ich mag griechisches Essen sehr. Leckere Souflaki-Spieße mit Tsatziki und Krautsalat. Vorsicht bei fettem Gyros und den fetten Nachspeisen!

- Sie sind hungrig unterwegs und bekommen **wirklich** nur Pommes Frites mit Currywurst & Co? Dann entscheiden Sie sich ohne Aufhebens für eins und nur für eine kleine Portion. Ihnen bleibt in einer solchen Situation nichts anderes übrig. Essen Sie es mit Bewusstsein und Genuss. Als Ausnahme! Machen Sie danach konsequent mit *»Leichter durchs Leben®«* weiter!

So funktioniert das fettreduzierte Backen:

Möchten Sie beim Backen nicht ganz auf Butter und Margarine verzichten, haben Sie zwei Möglichkeiten:

Austauschen:

Nehmen Sie ein »Halbfett«-Produkt das pro 100 Gramm ca. 40 Gramm Fett enthält (herkömmliche Butter enthält 83 Gramm Fett, Margarine 80 Gramm). Mit stärker entfetteten Produkten gelingt tatsächlich kein Kuchen!

Bei Halbfettprodukten wird ein Teil des Fettes durch Wasser oder Buttermilch ersetzt. Diese veränderte Konsistenz muss beim Backen berücksichtigt werden.

Wird der Teig zu trocken, verwenden Sie zusätzlich einen zweiten Fettersatz, z. B. ein Milchprodukt. Nehmen Sie so viel, bis der Teig die gewünschte Beschaffenheit bekommt. Probieren Sie es einfach aus, und geben Sie die Zutaten in kleinen Mengen hinzu.

Das Wichtigste beim fettreduzierten Backen: Reduzieren Sie die Hitze auf maximal 180 °C.

Fettmenge reduzieren:

Statt 100 Gramm herkömmlicher Butter nehmen Sie lediglich 75 Gramm fettreduzierte Butter. Ergänzen Sie mit anderen Zutaten, z. B. mit einem weiteren Eiweiß oder zwei Esslöffel Buttermilch oder Joghurt.

> **Fettersatz mit vielen Ballaststoffen, Vitaminen und Mineralien = doppelt gut!**

Honig:

Verwenden Sie Honig & Co. als Fettersatz, gilt auch hier die Regel: Die Backtemperatur sollte im niedrigen Bereich liegen und 180 °C nicht überschreiten, sonst kann das Gebäck zu fest werden.

Frucht statt Fett:

Fruchtpürees, Kompott und Obstsäfte, Pflaumenpüree, Bananenmus, Apfelkompott und Orangensaft ersetzen das Fett in Backrezepten auf gesunde und schmackhafte Weise. Suchen Sie sich den fruchtigen Fettersatz aus, der zu Ihrem Gebäck am besten passt.

Tauschen Sie **Nuss-Nougat-Creme** gegen Marmelade aus.

Eine glänzende Glasur mit Fruchtgelee oder -marmelade ersetzt bei Kuchen und Torten **den fetten Schokoladenguss** oder **das Bestreichen mit flüssiger Butter.** Honig, leicht erwärmt über einen Apfelkuchen gestrichen, macht daraus einen duftenden Traum!

Bananen:

Pürierte Bananen geben so viel Aroma ab, dass sie andere Zutaten geschmacklich überdecken können. Empfehlenswert für Schokoladenkuchen oder in Verbindung mit exotischen Früchten wie Datteln und Feigen. Bananen sind außerdem so süß, dass sie Zucker ganz oder teilweise ersetzen können.

Bananenpüree:

Früchte erst kurz vor dem Untermischen schälen und mit der Gabel zerdrücken. Bananen werden sehr schnell braun. Zusätzlich ein paar Tropfen Zitronensaft auf das Mus träufeln.

Pflaumenpüree:

Pflaumenpüree ist vielseitig verwendbar. Geeignet für dunkle Teige wie Schokoladenkuchen, verschiedene Muffinsorten, Gewürzschnitten.

100 Gramm Pflaumenpüree:

80 g Trockenpflaumen mit 20 ml Wasser im Mixer pürieren.

Kürbis:

Kürbis ist relativ geschmacksneutral. Geeignet für helles Gebäck, z. B. helle Muffins oder Rührkuchen. Kürbisfleisch lässt sich portionsweise einfrieren. Rühren Sie es grob gerieben, roh unter eine Teigmasse. Gewürfelt, in Wasser gekocht oder püriert, für einen Teig oder als Füllung für einen Kuchen verwenden.

Tortenmasse:

Garen Sie Kürbiswürfel in etwas Weißwein. Nach dem Abkühlen mit Magerquark, Zucker und aufgelöster Gelatine zu einer delikaten Tortenmasse verarbeiten. Je nach Geschmack mit Zimt oder Ingwer abschmecken.

Weitere Fett-Ersatzstoffe:
Carob:

Die Schokoladenalternative aus dem Naturkosthandel gibt es als Pulver, zu Tafeln gepresst, als Raspeln und Mus mit unterschiedlichen Geschmacksnuan-
cen: Hellbraunes Carob schmeckt wie Karamel, dunkleres etwa wie Malz und
dunkelbraunes wie Kakao. Carob hat auf 100 g nur 1 Gramm Fett!

Haferflocken:

Ersetzen Sie Nüsse beim Backen durch geröstete Haferflocken.

Milch:

Zu den schlanken Produkten gehört fettarme Milch, die sich zum Backen sogar noch besser eignet: Sie enthält mehr Eiweiß als Vollmilch. Buttermilch
und fettarmer Joghurt liefern ebenfalls kaum Fett, machen den Teig aber aro-
matisch und locker.

Sahne:

Tauschen Sie Sahne gegen »Cremefine zum Schlagen« (19 % Fett). Die Schlag-
creme eignet sich ideal für Kuchen, Obst und Desserts. Cremefine bleibt länger steif als Sahne und lässt sich nicht überschlagen.

Quark:

Magerquark macht den Kuchenteig lockerer und spart Fett. Beim Rührteig ersetzen Sie die Hälfte Fett durch Magerquark. Etwas cremiger als Magerquark
ist Speisequark mit 10 % Fett i. Tr. Mit frischen Früchten vermischt, ergibt das
eine feine Tortenfüllung.

Praktische Küchen-Tipps für zu Hause
für die fettarme, gesunde, frische, schnelle
»Leichter durchs Leben®«-Küche:

• Warum mit Olivenöl braten? Olivenöl als einfach ungesättigte Fettsäure
  lässt sich unbedenklich sehr hoch erhitzen. Bei mehrfach ungesättigten
  Fettsäuren kommt es durch Erhitzen zu chemischen Prozessen, die gesund-
  heitsschädlich sind.

- Rührei wird herrlich locker, wenn zu den verquirlten Eiern etwas kohlensäurehaltiges Mineralwasser gegeben wird.
- Tiefgefrorenes Fleisch taut man am besten im Kühlschrank auf. Es verliert weniger Saft und bleibt zarter.
- Fett spritzt beim Erhitzen nicht, wenn Sie vor dem Braten etwas Salz in die Pfanne streuen.
- Rouladen bekommen eine aromatische Würze, wenn man die Innenseiten mit ungesüßtem Senf bestreicht. Metall- oder Holzspieße für Fleisch und Rouladen vor der Verwendung leicht einölen, dann lassen sie sich nach dem Garen besser herausziehen.
- Steaks werden von beiden Seiten je drei Minuten bei sehr hoher Hitze angebraten und bei geringerer Temperatur weiter gebraten, bis die gewünschte Garstufe erreicht ist (very rare = roh, rare = blutig, medium rare = innerer Kern roh, medium = halb durchgebraten – rosa, medium well = fast durchgebraten, well done = durchgebraten).
- Gulasch und Geschnetzeltes werden zart, wenn das ganze Fleisch nicht auf einmal, sondern in kleinen Portionen nacheinander angebraten wird.
- Lammfleisch bitte immer heiß servieren. Eine gegarte Lammkeule noch ca. zehn Minuten ruhen lassen, damit sich der Fleischsaft besser verteilt.
- Ein zu empfehlendes, »schlankes« Bindemittel für warme und kalte Flüssigkeiten ist Biobin, Tartex bzw. mittlerweile Bindobin. Es besteht aus Johannesbrotkernmehl und »dickt ab wie der Teufel«.
- Warmhalten von Speisen: Im Backofen bei 60 Grad.

Sie sparen zwar an Fett, jedoch nicht an Kräutern und Gewürzen. Hier noch Tipps zur optimalen Verwendung:

- Gemahlener Pfeffer verträgt keine Hitze, daher erst unmittelbar vor dem Servieren zugeben. Pfeffer frisch aus der Mühle schmeckt am intensivsten. Keine Mühle zur Hand? Pfefferkörner auf ein Holzbrett legen, mit Folie abdecken und mit einer schweren Pfanne zerdrücken.
- Gewürze, die nicht zerkleinert werden, sollten möglichst lange im Gericht mitgegart werden. Fein gemahlene Gewürze möglichst kurz mitkochen.
- Kräuter welken nicht so schnell, wenn sie, in ein feuchtes Tuch eingeschlagen, im Gemüsefach aufbewahrt werden. So bleiben sie ein bis zwei Tage frisch.
- Schneiden Sie das Gemüse erst kurz vor dem Kochen. Geschnittenes Gemüse verliert bis zu 30 % von den wertvollen Inhaltsstoffen. Legen Sie es in Wasser kann der Verlust mehr als 50 % betragen.

- Spargel roh einfrieren. Zum Garen kommt er unaufgetaut direkt ins kochende Wasser. Spargeldosen öffnen Sie am besten an der Unterseite, damit die zarten Spargelköpfe beim Herausgleiten nicht beschädigt werden.
- Blumenkohl bleibt weiß, wenn man etwas Milch ins Kochwasser gibt.
- Tomaten sollten separat gelagert werden. Sie verströmen ein Gas, das andere Obst- und Gemüsesorten schnell faulen lässt. Lagern Sie Tomaten nicht im Kühlschrank, bei niedrigen Temperaturen verlieren sie an Aroma.
- Zwiebeln ohne Tränen schneiden: Geschält kurz unter Wasser abspülen.
- Champignons mit einem Eierschneider schnell in gleichmäßige Scheiben schneiden. Legen Sie die in Scheiben geschnittenen Champignons noch einmal quer in den Eierschneider, erhält man Stifte. Champignons halten sich mehrere Tage in offenen Schalen im Gemüsefach, nicht zudecken.
- Bei Wurzelgemüse Blätter gleich entfernen, so bleibt es länger frisch.
- Zitronensaft verhindert Verfärbungen bei aufgeschnittenem Obst und Gemüse. Benötigen Sie nur einige Tropfen Zitronensaft, stechen Sie die Zitrone mit einem spitzen Messer an der schmalen Seite an und pressen Sie vorsichtig etwas Saft heraus. Dann kommt die Zitrone in den Kühlschrank.
- Nudeln »al dente« abkochen und portionsweise einfrieren. Bei Bedarf kurz in heißes Wasser legen. Fertig in Minutenschnelle!

Profitieren Sie von unseren Erfahrungs-Tipps! Je mehr Sie umsetzen, desto größer sind Ihre Chancen, langsam aber stetig, Ihr Zielgewicht zu erreichen. Für immer! Es geht zwar nicht so schnell, wie bei »so genannten Wunderdiäten«. Dafür ist Ihr Erfolg von Dauer!

Der Entlastungstag

Ein Entlastungstag ist ein Urlaubstag für Ihren Stoffwechsel!

Es ist eine gute Möglichkeit, Ihren Körper auf die Ernährungsumstellung vorzubereiten. Ein Entlastungstag bietet sich auch an, das »Zuviel« des einen Tages durch ein »Weniger« am nächsten Tag auszugleichen.

An einem Entlastungstag können Sie bis zu einem Kilo Körpergewicht verlieren. Es handelt sich hierbei nicht um einen Fettabbau, sondern lediglich um eine Entwässerung und Entschlackung des Körpers.

Empfohlen sind an einem Entlastungstag folgende Lebensmittel in beliebiger Menge und Kombination:

- jegliches frisches Obst, sparsam mit Bananen
- Salate und Rohkost, milchsauer vergorenes Gemüse (Sauerkraut...)
- Reis oder Kartoffeln mit gedünstetem Gemüse oder Obst, mit Kräutern/Gewürzen verfeinert.
- Wasser, Mineralwasser, Fruchtsäfte (verdünnt).

Sie sparen so Energie ein, entwässern ihren Körper sehr gut (viel Wasser, kein Salz) und erhalten nebenbei noch viele Ballaststoffe, Vitamine, Mineralstoffe, Spurenelemente und Enzyme.

Seien Sie nicht zu streng. Essen Sie einfach nur leichte Nahrungsmittel. Sie dürfen auch fettarme Milchprodukte essen. Nachfolgend geben wir zwei Beispiele dafür:

Beispiele für Entlastungstage:

Obsttag:

Essen Sie Obst nach Ihrer Wahl

Reistag:

Für den ganzen Tag:

150 g (Vollkorn-)Reis (Rohgewicht) ca. eine $\frac{1}{2}$ Stunde kochen.

Teilen Sie den gekochten Reis auf drei Mahlzeiten auf und ergänzen Sie die Reisportionen jeweils entsprechend Ihren Vorlieben mit den empfohlenen Möglichkeiten.

Zum Frühstück beispielsweise Reis mit frischem Obst.

Zum Mittagessen beispielsweise Reis mit knackigem Rohkostsalat und frischen Blattsalaten. Dressings finden Sie im Rezeptteil.

Zum Abendessen beispielsweise mit frischen Paprika- und Zwiebelstreifen, ohne Fett in der Pfanne gedünstet.

Oder beispielsweise mit Ihrem Lieblingsgemüse. Achten Sie auf die fettarme Zubereitung.

Wenn Sie der Hunger quält, essen Sie Obst.

Mal eine andere Alternative, Ihrem Körper Gutes zu tun, sind Hafertage:

Hafer ist ein unschlagbares Getreide und nimmt unter den Getreidearten eine besondere Stellung ein. Außergewöhnlich ist, dass er lösliche und nicht lösliche Ballaststoffe enthält. Er enthält wertvolles Pflanzenfett und biologisch hochwertiges Eiweiß. In Bezug auf Vitamine, Mineralien und Spurenelemente ist die biologische Wertigkeit extrem hoch. Hafer hat eine Stoffwechsel regulierende Wirkung. Hafertage entlasten Ihren Körper und regulieren Ihren Stoffwechsel.

Hafertag:

350 g Vollkorn-Haferflocken auf drei bis fünf Mahlzeiten verteilen. Portionsweise mit Wasser unter Rühren aufkochen. Nach Geschmack mit frischen Kräutern abschmecken.

Alternativ:

200 g Vollkorn-Haferflocken auf drei bis fünf Mahlzeiten verteilen. Portionsweise mit Gemüsesaft oder -brühe unter Rühren aufkochen. Mit 1.000 Gramm Gemüse- und/oder Salatbeilagen verzehren.

Denken Sie sich Ihre persönlichen Varianten aus!

Fragen Sie sich nun, bei all diesen Informationen, wie Sie denn anfangen sollen?

Zu Beginn dieses Kapitels finden Sie: **So habe ich es geschafft, dauerhaft abzunehmen. Beginnen Sie damit!** *Punkt für Punkt. Und ergänzen Sie die weiteren Tipps dazu.*

Überprüfen Sie den Inhalt Ihres Kühlschrankes. Tauschen Sie alle fetten Produkte gegen fettarme aus. Achten Sie bei jedem Artikel, den Sie in Zukunft einkaufen und essen auf den Fettgehalt. Los geht's!

Praxis im Fettpunkte-Rechnen:

Gebrauchsanleitung für Fertigprodukte, hier Soßen: Wichtig ist, zu erkennen, **auf was sich die Nährwertangabe bezieht!**

Die Packungsangabe einer Fertigsoße lautet beispielsweise:

Nährwerte pro 100 ml **verzehrfertige Soße:**
Brennwert: 213 kJ = 51 kcal
Eiweiß   1,0 g
Kohlenhydrate   5,6 g
Fett   2,7 g

Eine Portion (60 ml) enthält 0,3 BE.

Was bedeutet das beim Ausrechnen der Fettpunkte?

Die Nährwertangabe bezieht sich auf 100 ml Soße. Also auf ein Päckchen? Nein, falsch!

Denn weiter steht auf der Packung:

Inhalt mit dem Schneebesen in 250 ml kochendes Wasser oder anfallende Flüssigkeit einrühren.

Das bedeutet: Die Nährwertangabe bezieht sich auf 100 ml Soße. Sie haben jedoch 250 ml Soße in Ihrem Topf. Also 2,5 mal so viel Menge.

Sie multiplizieren die 2,7 g Fett auf 100 ml mit 2,5. Ihre Soße hat also 6,75 = aufgerundet 7 Fettpunkte! Die mit Wasser zubereitete Soße hat 7 Fettpunkte.

Würden Sie die Soßen mit Milch oder Sahne zubereiten, müssten Sie die Menge an Fett natürlich noch hinzuzählen.

Nun ein anderes Beispiel:

Sie haben ein Glas mit Delikatess-Würstchen. Gesamtgewicht: 550 g, **Abtropfgewicht 250 g. Anzahl der Würstchen: 6.** Auf der Nährwertangabe steht: 100 g enthalten durchschnittlich 17 g Fett. Wieviel Gramm Fett hat ein Würstchen?

Zunächst müssen Sie herausfinden, wie schwer ein Würstchen ist:

250 g : 6 = 41,67 g. Ein Würstchen wiegt 42 g.

100 g Würstchen = 17 g Fett
 42 g Würstchen = x g Fett

17 : 100 x 42 = 7,14 g Fett = 7 Fettpunkte.
1 Würstchen hat 7 Fettpunkte.

Fragen von Betroffenen:

Darf ich denn gar keine Süßigkeiten mehr essen?

Sind Süßigkeiten verboten? Klares Nein! Alles Verbotene hat seinen besonderen Reiz!

Süßigkeiten enthalten in der Regel eine ganze Menge sogenannter »leerer Kalorien«, d. h. Nahrungsenergie, ohne entsprechendes Maß an Vitaminen und Mineralstoffen. In Süßigkeiten ist übrigens nicht nur viel »ungesunder Zucker« (Gummibärchen, Lakritz, Bonbons, Cola, Limonade...), sondern meist auch reichlich Fett (Schokolade, Marzipan, Nuss-Nougat-Creme...) enthalten, oft in Form der Trans-Fettsäuren. Diese sind für den Organismus besonders ungünstig (Kapitel 5).

Manchen Übergewichtigen fällt es leichter, ganz auf Süßigkeiten zu verzichten, als diszipliniert hin und wieder davon zu naschen.

Beherzigen Sie Folgendes: Wenn Sie sich für ein Stück Kuchen, einen Riegel Schokolade oder eine Eiskugel entscheiden, dann tun Sie es bitte **ganz bewusst.** Fühlen Sie sich gut dabei! Es ist ja Ihre eigene Entscheidung! Und vor allem: **Genießen Sie Ihre Schlemmerei!**

Der Titel des Buches *»Trotz Krümelkuchen und Käsesahne für immer schlank!«* drückt aus, dass es keinen Verzicht geben soll. Wenn Sie z. B. ein Stück Käsesahne essen, werten Sie dieses an dem Tag als »große Zwischenmahlzeit« und gleichen Sie mit fettarmen Nahrungsmitteln aus. Berücksichtigen Sie unsere vorgenannten Empfehlungen:

Sollte es dann doch einmal ein bisschen mehr gewesen sein, haben Sie kein schlechtes Gewissen! **Aber: Nicht vergessen und nicht schummeln: Tragen Sie die Fettpunkte gleich in den Fettpunktewochenplan ein!**

Wissenswert: Schokolade und viele andere Süßigkeiten haben gehärtete Fette. Diese erzeugen Lust auf mehr Süßes.

Bedenken Sie, wenn Sie Süßigkeiten essen:

1 Snickers	= 17 g Fett zu Berliner	8 g Fett
1 Lila Pause	= 12 g Fett zu Obstkuchen, Hefeteig	3 g Fett
1 Tafel Nuss-Schokolade	= 37 g Fett zu 1 Stück Käse-Sahne	11,5 g Fett
1 Hanuta	= 7 g Fett zu 1 Mohrenkopf	3 g Fett
Milka Tender 100 g	= 28 g Fett zu 1 Stck. Krümelkuchen	14,5 g Fett

Es gibt keine fettarme Schokolade

Insider-Tipp: Schneiden Sie eine Rippe Schokolade mit dem Messer in viele kleine Stückchen und lassen Sie sich jedes einzelne Stückchen ganz langsam auf der Zunge zergehen. Das ist sehr köstlich und befriedigt Sie mehr, als wenn Sie eine ganze Tafel verzehrt hätten!

Eine häufig gestellte Frage:

Ich esse gesund und sehr viel Obst. Trotzdem habe ich sehr oft Lust auf Süßigkeiten. Woran liegt das?

Es besteht die Möglichkeit, dass Sie zu wenige Kohlenhydrate, wie Brot, Kartoffeln, Reis, Hülsenfrüchte oder Nudeln essen. Das könnte diesen Heißhunger auf Süßes entstehen lassen.

Wenn der »kleine Hunger« zwischendurch kommt:

Essen Sie sich mit vollwertigen Lebensmitteln, wie beschrieben, bei einer Mahlzeit/Zwischenmahlzeit satt, gehört der »kleine Hunger« zwischendurch zur Vergangenheit.

Haben Sie schnell resorbierbare Kohlenhydrate (z. B. Süßigkeiten) verzehrt, so kommt es zu einer starken Insulinausschüttung mit nachfolgender Unterzuckerung und daher erneutem Heißhunger – meist wieder auf Süßes. Vollkornprodukte beugen diesem Mechanismus vor.

Sucht der »kleine Hunger« Sie doch unerwartet auf, greifen Sie auf gar keinen Fall zu den von der Werbung angepriesenen Snacks. Diese enthalten in der Regel viel Zucker und sind oftmals zu fett. Greifen Sie lieber zu einem Glas Apfelsaftschorle. Oder greifen Sie nach einem Apfel, einer Karotte, einem Vollkornknäckebrot, einem Laugenbrötchen oder einer Reiswaffel. Ein Cappuccino (mit Milch) sättigt ebenfalls. Stöbern Sie im Fettkompass! Das reicht dann eigentlich immer bis zur nächsten Hauptmahlzeit/Zwischenmahlzeit.

Beherzigen Sie, dass zu jeder Mahlzeit ein vollwertiges Getreideprodukt gehört (alternativ Kartoffeln, Hülsenfrüchte).

Satt essen:

Wir alle haben es noch so gelernt: Aufstehen dürfen wir erst, wenn der Teller leer ist! So wurde bei vielen Übergewichtigen bereits im Kindesalter der Keim für das spätere Übergewicht gelegt. Hören Sie auf zu essen, wenn Sie satt sind! Auch wenn es ungewohnt ist. Lassen Sie ruhig einmal etwas liegen. Essen Sie sich satt, aber essen Sie niemals mehr! Gewöhnen Sie sich an, sehr langsam zu essen. Der Sättigungsgrad **»SATT«** wird erst nach einer gewissen Zeit erreicht. Genießen Sie jeden Bissen, den Sie verzehren. Aber langsam!

Mache ich in der Abnehmphase zu viele Ausnahmen?

Konnten Sie auf einer Feier der zweiten Portion Nachtisch oder dem dritten Glas Sekt nicht widerstehen?

Ausnahmen stellen Ihre Ziele nicht in Frage. Sie können Ausnahmen zulassen und ausgleichen. Aber Sie können in der Abnehmphase nicht ständig immer nur ausgleichen!

Wichtig ist, konsequent Ihr Ziel zu verfolgen. Später, in der Haltephase, sieht das schon anders aus.

Viele Übergewichtige unterwerfen sich strengen Regeln, z. B.: »Ich esse nie wieder Schokolade!« »Ich trinke keinen Alkohol!« Halten sie sich nicht daran, geben sie sofort ihre Ziele auf. Seien Sie lieber nicht so streng! Beherzigen Sie die Ratschläge von *»Leichter durchs Leben®«*. Bleiben Sie dabei!

Muss ich immer Fettpunke zählen und in den Wochenplan eintragen?

Zunächst ja. Die Gefahr ist zu groß, das eine oder andere nicht einzutragen, zu »vergessen« oder gar zu schummeln.

Machen Sie alles richtig und nehmen trotzdem nicht ab?

Übermäßiger Salzkonsum

Zuviel Salz bindet Wasser im Körper und behindert die Gewichtsabnahme.

Stress:

Sind Sie nervös und haben Ängste? Ihr Körper schüttet Stresshormone (Cortisol) aus, die Ihrer Gewichtsabnahme entgegen wirken können.

Gehen Sie entspannt an Ihre Abnehmphase heran. Versuchen Sie, Ihren Stress in den Griff zu bekommen. Der Gedanke »Ich muss möglichst in kurzer Zeit abnehmen.« setzt Sie unter Druck. Ihr Körper schüttet das Stresshormon aus. Damit blockieren Sie die Gewichtsabnahme.

Störung der Schilddrüsenfunktion:

Sie nehmen nicht so ab, wie Sie sich das vorstellen? Sprechen Sie mit Ihrem Hausarzt darüber und lassen Sie Ihre Schilddrüse von einem Facharzt untersuchen.

Eine Gewichtszunahme von mehreren Kilogramm innerhalb weniger Jahre kann auf eine Fehlfunktion der Schilddrüse hinweisen. Bereits eine geringe Unterfunktion kann dies bewirken. Depressionen, innere Unruhe, Nervosität und Gewichtsabnahme lassen sich häufig auf eine Schilddrüsen-Überfunktion zurückführen.

Hormonelles Gleichgewicht bei Frauen

Hormonschwankungen können zu Wasseransammlungen führen. Ein Überschuss an Östrogenen kann die Gewichtsabnahme verzögern. Fragen Sie Ihren Arzt danach!

Nehmen Sie Medikamente ein?

Medikamente können eine Gewichtsreduktion behindern. Beispielsweise Angstlösende Medikamente, Antidepressiva, Beruhigungsmittel, Beta-Blocker, Cortison, Hormonbehandlungen für die Wechseljahre, Schlafmittel, Stärkungsmittel und andere. Fragen Sie Ihren Arzt danach!

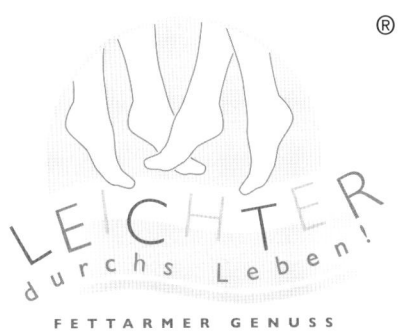

KAPITEL 8

Abnehmen geht, wenn...

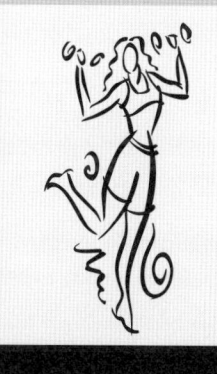

Abnehmen geht nur, wenn...

VERBRAUCHEN SIE MEHR ENERGIE, ALS SIE MIT NAHRUNG (FETT, UND DAMIT ENERGIE) ZU SICH NEHMEN!

Der Körper verbraucht rund um den Tag Energie. Diese ist in der Nahrung enthalten. Wie wir schon im Kapitel 6 gelesen haben, setzt sich unsere Nahrung aus den Hauptnährstoffen Eiweiß, Kohlenhydrate und Fett zusammen. Nach der Aufspaltung der Nahrung im Verdauungstrakt werden sie zu den Körperzellen transportiert und verwertet. Dabei entsteht Wärmeenergie. Energie wird in Kilokalorien (kcal) gemessen.

> **Grundumsatz:** *Selbst in der Ruhephase benötigt Ihr Körper für Routinearbeiten wie Atmung, Herztätigkeit, Stoffwechsel und das Halten Ihrer gleichbleibenden Körpertemperatur Energie. Das ist der so genannte Grundumsatz. Er ist abhängig von Alter, Geschlecht, Größe, Gewicht, Klima, Stress und Hormonen.*

Der größte Teil der Energiezufuhr wird bei normalen Belastungen für den Grundumsatz benötigt.

Der Energiebedarf setzt sich zusammen aus dem Grundumsatz, dem Arbeitsumsatz (Muskeltätigkeit) und der Wärmeentwicklung (Thermogenese) nach der Nahrungsaufnahme. Für Wachstum, Schwangerschaft und Stillzeit sind entsprechende Zuschläge notwendig. Der Energiebedarf errechnet sich aus dem **Grundumsatz multipliziert mit der körperlichen Aktivität.**

Beispiel für durchschnittliche Energiezufuhr pro Tag (ca. Richtwerte):

35-jährige Laborantin	durchschnittlich 2.100 kcal pro Tag.
51-jährige Hausfrau	durchschnittlich 2.300 kcal pro Tag.
20-jähriger Bauarbeiter	durchschnittlich 3.600 kcal pro Tag.
70-jährige Rentnerin	maximal 1.600 kcal proTag.

»Ernährung und Sport gehören zusammen, um nachhaltig das Gewicht zu reduzieren«, sagen Experten. Wir wissen heute, dass der ganze Lebensstil von Übergewichtigen geändert werden muss (Kapitel 4). Mit einer Ernährungsumstellung alleine können Sie schon viel erreichen. **Aber: Neben der körperlichen und geistigen Entspannung gehört Bewegung/Sport einfach dazu.**

Hier möchte ich einen persönlichen Rat vorwegnehmen: Wenn Sie beides nicht auf einmal schaffen, Ernährungsumstellung und Bewegung, dann entscheiden Sie sich erst einmal für eines. Machen Sie Sport oder stellen Sie die Ernährung um. Lautete Ihr Alibi bis jetzt: »Ich schaffe beides nicht zusammen, also mache ich gar nichts!«, so sind Sie jetzt enttarnt. Wenn Sie schon keinen Sport machen, dann essen Sie wenigstens bewusst und fettreduziert!

In unserem Buch *»Leichter durchs Leben«... endlich glücklich! Für immer ohne Diät abgenommen!*® gebe ich zu und berichte darüber, dass ich von Natur aus ein Bewegungsmuffel bin. Expertenmeinungen zum Trotz habe ich abgenommen und mein Wunschgewicht gehalten, ohne Sport zu treiben.

Ich berichtete Ihnen allerdings in diesem Buch schon, dass ich mich mit regelmäßiger Bewegung physisch und psychisch besser fühlte.

Wie nehme ich ab und halte mein Gewicht ohne empfohlenen »Sport«? Ganz einfach:

Hier erfahren Sie den letzten Teil von meinem Erfolgsgeheimnis.

Mein persönliches, tägliches Fit- und Wohlfühlprogramm beginnt damit:

1. Trinken:

Ich stelle mir jeden Abend eine Flasche Wasser ins Bad. Ich beginne meine Morgentoilette mit einem Glas Wasser. Wenn ich im Bad fertig bin, habe ich die Flasche leer getrunken.

2. Wirklich hilfreich – Wechselduschen:

Damit wird der Stoffwechsel gezielt angeregt. Ich dusche erst wie gewohnt. Dann stelle ich den Wasserhahn kälter. Nun fange ich an, das rechte Bein von außen nach innen im Zeitlupentempo abzuduschen. Dann das linke. Mit den Armen verfahre ich genauso. Schaffen Sie es auf Anhieb nicht, den ganzen Körper kalt zu duschen, wiederholen Sie den Vorgang an Armen und Beinen. Duschen Sie immer erst warm, dann zuletzt die Arme und Beine sehr kalt. Für mich gilt, besonders die Beine jetzt nicht abtrocknen. Ich wickele mich in ein Badetuch und beginne mit der Morgentoilette.

Ihr Körper gewöhnt sich schnell an das kalte Wasser. Die belebende Wirkung wird Sie motivieren, eine angenehme Gewohnheit daraus zu machen. Ihr Immunsystem hat auch was davon. Es wird gestärkt, die Erkältungshäufigkeit reduziert. Ihr Stoffwechsel wird es Ihnen danken. Giftstoffe werden schneller ausgeschwemmt. Ihre Haut bleibt straff oder wird straffer und altert nicht so schnell. Der Cellulitis geht es an den Kragen. Das kühle Nass, von innen und außen, mobilisiert Ihre Fettzellen. Bewegen Sie Ihre Fettzellen.

Für mich gibt es **noch einen weiteren Grund,** das zu tun: Meine Oberschenkel passten noch nie zu meinem Köper. Ich begann damals, auch aus diesem Grund, mit der Wasserkur und rückte damit ausdauernd meinen starken Oberschenkeln zu Leibe. Ich bin sehr zufrieden. Sogar Venenleiden werden gelindert oder verschwinden ganz. Das funktioniert aber nur, wenn Sie diesen Vorgang täglich wiederholen. Schon nach vier Wochen wird ein Erfolg sichtbar sein. Nehmen Sie doch gleich das Maßband zur Hand und messen Sie jetzt und in vier Wochen wieder.

3. Ich zähle meine Schritte:

Für Sport keine Zeit und keine Lust: Leider gehöre auch ich zu den Menschen, die die Zeit als Ausrede sehr passabel finden. Insbesondere, wenn es um körperliche Aktivitäten geht.

Ich habe aufgrund meines täglichen Ablaufes viel Bewegung und daher schon einen hohen Energieverbrauch/Grundumsatz Das ist sozusagen mein Glück!

Mein persönlicher Erfolgsweg sieht so aus: Ich habe mir einen Schrittzähler gekauft und gehe

10.000 Schritte am Tag!

Wenn ich die nicht aufgrund meiner Tätigkeit, erreiche, mache ich noch einen zügigen Spaziergang. Hier ist **Konsequenz angesagt: 10.000 Schritte pro Tag!**

Für mich ist das mittlerweile Routine und für Sie? Probieren Sie es aus! Kaufen Sie sich einen Schrittzähler (Pedometer). Das ist ein kleines mechanisches oder elektronisches Gerät, dass Ihre Schritte zählt. Sie befestigen das Pedometer morgens am Gürtel oder Hosenbund. Es wird Sie nicht stören. Der Schrittzähler hat einen Erschütterungssensor und zählt so zuverlässig jeden Schritt beim Gehen oder auch beim Walken oder Wandern. Ihre gelaufenen Schritte werden gezählt und abgespeichert. Sie können den Erfolg sofort ablesen.

Erhöhen Sie Ihre Bewegung ganz einfach, bis sie so weit sind. Damit kurbeln Sie Ihren Stoffwechsel so an, dass er Ihre Fettdepots reduziert.

Gehen Sie Ihre **10.000** Schritte am Tag und erledigen das Thema »Sport« auf diese Weise.

Das wollte ich Ihnen näher bringen. Ihren eigenen Weg müssen Sie selbst für sich entdecken. Lesen Sie bitte sorgfältig weiter. Es lohnt sich! In diesem Kapitel wartet noch ein Bonbon auf Sie: Der Traum jedes Übergewichtigen – Energie im Schlaf zu verbrennen – wird durch »Sport« zur Wirklichkeit! Wie das funktioniert finden Sie am Ende dieses Kapitels.

Lassen Sie uns zunächst ein wenig zurückblicken:

Die Realität sieht so aus: Die Menschen schonen sich zu viel, zu oft, zu schnell, zu lang. Das ist Fakt.

Der Körper beginnt in der Regel ungefähr ab dem 25. Lebensjahr abzubauen. Nehmen wir einmal an, Sie sind 30 Jahre alt. Sie verlieren im Durchschnitt pro Jahr 1 % Ihrer Muskelmasse. Wenn Sie 50 Jahre alt sind, haben Sie bereits 20 % eingebüßt.

Sie sind aber nicht leichter geworden, da Ihr Körper Muskel- und Fettmasse umgewandelt hat. Aus Ihrer Muskelmasse wurde ganz automatisch Fettmasse. Und da Sie bestimmt auch mehr essen oder mindestens noch genauso viel wie vor 20 Jahren, haben Sie unmerklich noch mehr Fettmasse aufgebaut. Abgesehen davon leiden 90 % aller Erwachsenen und 80 % aller Kinder unter Fehlhaltungen.

Tut mir Leid, aber es ist so: Wenn Sie bis ins hohe Alter fit und beweglich bleiben wollen, *müssen* Sie etwas tun!

> *FITNESS IST WICHTIG, EIN LEBEN LANG!*
> *FITNESS IST WICHTIG FÜR EIN LANGES LEBEN.*

Bewegung beginnt im Kopf und nicht in den Beinen. Nicht vergessen – Würde ich gerne oder will ich wirklich? Sie wollen – jetzt! Sie beginnen jetzt damit, Bewegung in Ihren Alltag zu integrieren.

So schwer ist das doch gar nicht. Regelmäßige Bewegung

- bringt Ihren Kreislauf auf Trapp.
- aktiviert Ihren Stoffwechsel.
- kurbelt Ihre Fettverbrennung an. Die Fettverbrennungsöfchen arbeiten mit Volldampf.
- baut Ihre Muskeln auf.
- steigert Ihr Wohlgefühl.
- harmonisiert die Körperfunktionen.
- stärkt Herz, Kreislauf und Immunsystem.
- fördert Ihre Belastbarkeit.
- macht Ihren Körper zu Ihrem Freund.

Aber Vorsicht:

Übergewichtige Menschen, die noch nie sportlich waren und von Null auf Hundert wollen, tun sich damit in der Regel nichts Gutes. Herz- und Kreislauf, die Gelenke und das Knochengerüst sind oftmals vorbelastet. Das kann schnell zu Verletzungen führen. Sie haben keine Kondition, weil sie vorher keinen Sport gemacht haben. Jedes Kilo muss mitbewegt werden. Das ist anstrengend. Übergewichtige haben es schwer und sollten gegebenenfalls vorher mit ihrem Arzt darüber reden, wie man beginnen kann!

Nichtsdestotrotz **müssen** Übergewichtige, die abnehmen wollen, »Sport treiben« – sich mehr bewegen.

Sie können ganz leicht überall in Ihrem Alltag mehr Bewegung integrieren:

• Schwingen Sie an der Kaffeemaschine.
• Brotbackmaschine ist tabu. Stärken Sie Ihre Hände und Armmuskulatur durch das Kneten des Teiges. Erhöhen Sie dadurch Ihren Energieverbrauch.
• Stehen Sie beim Telefonieren, wippen Sie auf den Zehenspitzen. Heben und senken Sie die Fersen und stärken so Ihre Unterschenkelmuskulatur, die so genannte Herzpumpe.
• Putzen Sie Fenster mit großen ausholenden Bewegungen, tanzen Sie dabei.
• Fahren Sie mit Bus oder Bahn? Steigen Sie eine oder zwei Haltestellen vorher aus und gehen Sie den Rest zu Fuß.
• Fördern Sie Ihre Ausdauer z. B. durch Treppensteigen statt Aufzug fahren, damit Ihr Herz mehr pumpen muss und dadurch stärker wird und stark bleibt. Aufzug benutzen ist tabu!
• Überlegen Sie, ob Sie sich einen Hund anschaffen und gehen Sie drei Mal täglich mit ihm raus. Zügig. Er freut sich und Sie erhöhen spielerisch das Tempo. Ihre Lebenslust und Lebensqualität steigen automatisch. Allerdings ist dies auch eine Verpflichtung. Mit einem Hund ist »Gassi gehen« zwingend notwendig.

Und nun zum Gesundheitsaspekt des Sports:

Bevor wir zu den empfohlenen Sportarten für Übergewichtige kommen, sollten Sie das Folgende über die Arten der Trainingsmöglichkeiten wissen:
Bitte unterscheiden Sie erst einmal zwischen: **Kraft**training und **Ausdauer**training.
Der Ausdruck Krafttraining schockiert Sie garantiert. **Nennen wir es daher Muskelerhaltungs- bzw. Muskelaufbautraining.**

Sie trainieren Ihre Muskeln (wie, erklären wir später), um diese zu kräftigen. Ihr Körper wird stärker.

Was da genau passiert, erklären wir Ihnen am besten an einem Körperteil. Nehmen wir einfach mal den Oberarm. Er besteht aus Bizeps und Trizeps (beides Muskeln), Sehnen und Knochen.

Der positive Effekt hierbei ist, dass die Muskeln schon innerhalb von zwei Trainingseinheiten mit Kräftigung reagieren. Die Sehnen werden erst nach Wochen stärker. Der Knochen braucht allerdings sogar viele Monate bzw. ein Jahr, bis er kräftiger wird. **Der Trainingseffekt wirkt also nach.** Daher ist beispielsweise bei Osteoporose (Knochenschwund) das regelmäßige Training so wichtig. **Regelmäßig das Richtige dauerhaft trainieren!** Das Training muss so gestaltet sein, dass Sie es langfristig mit Spaß durchführen werden.

Beim **Ausdauertraining** ist das anders. Sie trainieren Ihr Herz und Ihren Kreislauf. Das bedeutet, Ihr Körper wird belastbarer. Bitte trainieren Sie nur mit Pulsmesser in Ihrem aerobischen Bereich. Nur so können Sie gesund und effektiv trainieren.

Orientierungswerte für richtige Trainingsfrequenz:

Kaufen Sie sich einen Pulsmesser. Die Atmung zu kontrollieren ist nicht ausreichend.

Ermitteln Sie Ihren Ruhepuls. Das ist der Wert morgens, wenn Sie erwachen und noch im Bett liegen. Messen Sie ihn an drei Tagen hintereinander und ermitteln Sie den durchschnittlichen Ruhepuls.

Die nachfolgende Tabelle zeigt Ihnen Orientierungswerte (Lehrbuchwerte). Ihre persönliche Verfassung (Stress, zu viel Kaffee oder Zigaretten ...) bleibt hierbei unberücksichtigt:

Alter in Jahren	20–39	40–49	50–59	60–70	>70
Ruhepuls-Frequenz/ Min.	\ \ \ \ Trainingsfrequenz				
Bis 50	140	135	130	125	120
50–59	140	135	130	125	120
60–69	145	140	135	130	125
70–79	145	140	135	130	125
80–89	145	140	135	130	125
90–100	150	145	140	135	130

Der Trainingseffekt bei Ausdauertraining besteht während der Bewegung.

Optimal ist, wenn Sie beide Trainingsarten mischen. Dann bauen Sie Ihre schlappen Muskeln auf, bekommen daher mehr Kraft und Ihr Körper wird belastbarer.

Vier Stunden »Sport« pro Woche sollte jeder umsetzen. Jede Frau, jeder Mann kann das, egal wie sein vorheriger Lebensstil ausgesehen hat und unabhängig von Risikofaktoren. Für jeden gibt's das Richtige.

Empfohlen ist ein gutes Fitnessstudio, in dem Sie gezielt, abgestimmt auf Ihre individuellen Bedürfnisse, trainieren.

Verbrennen Sie Ihr überschüssiges Fett in den Muskeln! Fangen Sie heute damit an!

In Ihrem Kopf spukt es jetzt: Sie wollen doch in erster Linie Fett verbrennen. Geht das auch anders und wie?

Ihre Fettpölsterchen werden erst nach mindestens 20 Minuten Ausdauertraining auf einer niedrigen Trainingsfrequenz abgebaut. Vorher verbrennt Ihr Körper Kohlenhydrate. So genannte »Fatburner-Sportarten« für Übergewichtige sind:

Radfahren, Schwimmen, Inline-Skaten, Tanzen, Wandern, Walking, Nordic-Walking, Tanzen, Aqua-Jogging als auch Skilanglauf, Eislaufen, Rollerblates. Stark übergewichtige Menschen sollten mit Nordic-Walking, Radfahren oder Schwimmen beginnen.

Lukasch:

Trendsport Nordic-Walking und ich. Zwei Welten trafen sich. Heute respektieren wir uns! Es macht sehr viel Spaß und Freude, sich regelmäßig an der frischen Luft zu bewegen. Neben dem Gesundheits- und Abnehmaspekt gibt es einen weiteren positiven Nebeneffekt: Meine Lebensqualität steigt dadurch!

Meine Erfahrung:

Übergewichtige erleben Sport positiv. Sie nehmen ihren Körper ganz anders wahr. Anstatt Ihren Körper als Feind zu sehen, entwickeln Sie ein positives Körpergefühl. Es macht Ihnen Freude, Ihren Körper gesund und fit zu halten.

Nordic-Walking:

Das »Gehen mit Stöcken« sieht witzig aus, ist trotzdem sehr bliebt.

Bei richtiger Ausführung werden 90 % aller Muskeln Ihres Körpers beansprucht.

Walken Sie mit einem Pulsmesser in der richtigen Trainingsfrequenz, verbrennen Sie Ihr überschüssiges Fett dadurch. Sie erhöhen die Fettverbrennung und den Energieverbrauch. **Sie verbrauchen in einer halben Stunde ca. 33 Gramm Fett!** Die Bewegung an der frischen Luft tut Ihnen gut, Sie fühlen sich besser. Ihr Selbstwertgefühl steigt.

Weitere besonders positive Effekte beim Nordic-Walking:

- Durch den richtigen Einsatz der Stöcke werden Ihre Gelenke entlastet und gleichzeitig geschmiert und die Sehnen elastischer.
- Muskelkraft, Bauch- und Rückenmuskulatur werden gestärkt (Herzmuskel!), Nacken, Schulter, Brust, Hüfte und Po trainiert.
- Bei regelmäßigem Training sinken Puls und Blutdruck.
- Die erhöhte Sauerstoffzufuhr an der frischen Luft wirkt sich positiv aus. Die Fließeigenschaften Ihres Blutes werden gesteigert.
- Ihr Gehirn wird besser durchblutet: bessere Konzentration.
- Stärkung des Immunsystems, dadurch besserer Schutz vor Infekten.
- Die Darmtätigkeit wird angekurbelt.
- Das gute HDL-Cholesterin erhöht sich, das böse LDL-Cholesterin sinkt.
- Die Koordination Ihrer Bewegungsabläufe wird verbessert.
- Stresshormone werden abgebaut. Sie fühlen sich frei.
- Sie werden belastbarer.

Nordic-Walking ist optimal für übergewichtige Menschen. Sie können es überall praktizieren. Bei jedem Wetter. Sie fördern gleichzeitig Ausdauer, Kraft, Koordination und die Beweglichkeit. Sie können dies bis ins hohe Alter ausführen!

Radfahren:

Radeln ist ein effektives Ausdauertraining. Die Beinmuskulatur wird gestärkt. Die Wirbelsäule und die Gelenke sind entlastet. **Mit 15 km/h Radfahren verbrennen ca. 10 Gramm Fett pro halbe Stunde.**

Weitere positive Aspekte beim Radfahren:

• Radeln ist gut fürs Herz.
• Die Atmung wird angeregt, Lunge gestärkt.
• Radfahren beugt Gefäßveränderungen vor.
• Sie bewegen sich an der frischen Luft.
• Radeln stärkt ebenfalls das Immunsystem gegen Infektionserkrankungen.
• Stress wird abgebaut.
• Sie können diesen Sport ebenfalls bis ins hohe Alter ausführen.

Schwimmen Sie sich fit:

Schwimmen ist der ausgezeichnete Ausdauersport für Übergewichtige. **Sie verbrennen bei einer halben Stunde Schwimmen ca. 25 Gramm Fett (Leistungsschwimmer 42 Gramm).** Der ganze Bewegungsapparat wird entlastet, die Fitness und Muskulatur gestärkt.

Weitere besonders positive Effekte beim Schwimmen:

• Abhärtung des Körpers durch Kältereize.
• Die Atemmuskulatur wird gestärkt.
• Herz und Kreislauf kommen in Schwung.
• Sanfte Stärkung der Muskulatur.
• Wirbelsäule, Gelenke und Bänder werden dabei entlastet, Venen gestärkt.
• Wirkt gegen Gewebsschwäche und beugt Osteoporose vor.
• Verspannungen lösen sich, insbesondere in Nacken, Schultern, Rücken.
• Die Durchblutung des ganzen Körpers wird gefördert.
• Stresshormone werden abgebaut, Sie fühlen sich frei und im Gleichgewicht.
• Schwimmen kann bis ins hohe Alter durchgeführt werden.
• Zur Rehabilitation geeignet.
• Das Pro für Übergewichtige: Sie können ihren Körper vor kritischen Blicke unter Wasser »verstecken«.

Weitere Informationen für Wasserratten: Bei allen Wassersportarten tritt der folgende positive Effekt auf:

Aqua-Fatburning:
Fitnessprogramme im Wasser sind die Fett-Killer Nummer eins.
Die Anpassung der Körperwärme im Wasser steigert den Energieverbrauch gegenüber der gleichen Sportart im Trockenen um ein Vielfaches!

Aqua-Fitness – Wassergymnastik:

Ist ein sanftes und effektives Ganzkörpertraining, das sich insbesondere für übergewichtige, ältere Menschen und zum Regenerationstraining eignet. Im brusthohen Wasser werden mit oder ohne Hanteln oder Brett Übungen gemacht. Findet meist in Gruppen statt, daher ist der Spaßfaktor garantiert. Hier finden Sie einen kleinen Überblick:

Aqua-Walking:
Geh- und Laufbewegungen im brusthohen Wasser mit Bodenkontakt. Für Anfänger und ältere Menschen besonders geeignet.

Aqua-Jogging:
Aqua-Jogging ist Jogging im Wasser ohne festen Boden unter den Füßen. Eine Schwimmweste hält Sie über Wasser. Im Gegensatz zum Schwimmen ist Aqua-Jogging sehr anstrengend. Trainiert wird mit geringem Aufwand der ganze Körper. Die positiven Aspekte vom Schwimmen kommen auch hier zum Tragen. Die Atmung wird verbessert. Der Gleichgewichtssinn wird trainiert. Sie bauen dadurch ebenfalls Fett ab. Aqua-Jogging ist grundsätzlich eine Sportart für jedermann und kann in jedem Alter durchgeführt werden.

Aqua-Step:
Hat den großen Vorteil gegenüber der Variante an Land, dass die Gelenke nicht belastet werden. Hier wird das Herz-Kreislauf-System gefördert, werden die Beine gekräftigt und die Koordination gefördert. Aqua-Step findet in brust- oder hüfthohem Wasser statt. Für fitte Menschen geeignet. Eine qualifizierte Anleitung ist unbedingt erforderlich.

Aqua-Ball:
Ist Wasserballspiel in flachem Wasser. Mannschaften spielen gegeneinander mit zwei Toren. Die Spieler laufen, schwimmen und springen.

> ### HIER KOMMT ZUM ABSCHLUSS IHR BONBON:
> #### DER TRAUM JEDES ÜBERGEWICHTIGEN – ENERGIE IM SCHLAF ZU VERBRENNEN – WIRD DURCH SPORT ZUR WIRKLICHKEIT!

Durch mehr Bewegung bauen Sie Muskeln auf. Je mehr Muskeln Sie haben, desto mehr Energie verbraucht Ihr Körper. Und: Ihr Grundumsatz steigt! Sie verbrauchen dadurch sogar mehr Energie im Schlaf. – Besser geht's wirklich nicht!

Noch mehr positive Aspekt gibt es nirgendwo!

Sport ist der beste Fatburner!

Bewegung verbraucht Energie, aber wieviel? Leider nicht ganz so viel, wie man denkt. Die »Maschine Mensch« läuft nämlich besonders ökonomisch. Während auch die besten Ökoautomobile drei Liter Benzin/Diesel auf 100 km verbrauchen, kommt der Mensch mit etwa einem halben Kilo Fett pro 100 km (schnelles Walken oder Joggen) aus. Lohnt es sich da eigentlich überhaupt noch, sich wegen der Gewichtsabnahme zu bewegen?

Ein einfaches Rechenexempel soll Sie überzeugen: Ein einmaliges Walken von 10 km verbraucht »nur« 50 g Fett. **Wenn Sie sich aber nur dreimal in der Woche auf diese Weise belasten, so sind dies schon 150 g in der Woche oder 7,8 kg im Jahr! Das ist doch nicht zu verachten.**

Hier wiederholen wir uns ganz bewusst:

Hinzu kommt, dass Sie durch Ihre **regelmäßige** Bewegung mehr Muskeln aufbauen. Muskelzellen verbrennen auch in Ruhe wesentlich mehr Energie als Fettzellen. Ist es Ihnen erst einmal gelungen, Fett ab- und Muskeln aufzubauen, so steigt auch der Energieverbrauch in Ruhe, der so genannte Grundumsatz, deutlich an.

ENTSCHEIDEND IST LETZTENDLICH, DASS SIE SICH BEWEGEN!

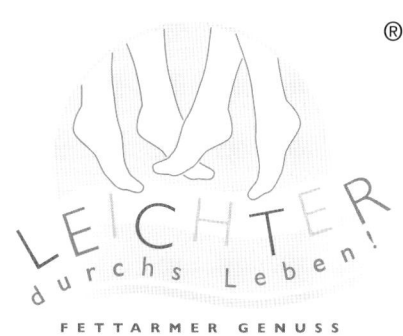

Kinder und Jugendliche – Schluss

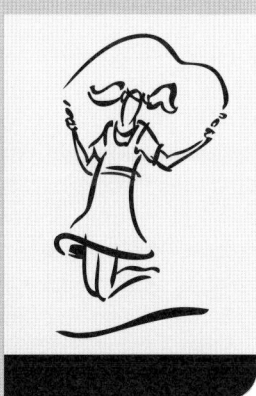

Kinder und Jugendliche – Schluss

In Deutschland gelten ca. 800.000 Kinder als fettsüchtig. Jedes fünfte Kind ist übergewichtig. Ca. 80 % davon leiden laut Expertenmeinung später als Erwachsene weiter unter zu vielen Pfunden.

Übergewicht bei Kindern und Jugendlichen nimmt immer mehr zu. Es gibt nicht nur Jahr für Jahr mehr dicke Kinder, weiterhin nimmt die Ausprägung des Übergewichtes zu.

Aufgrund des Verlaufes der Gewichtsentwicklung kann heutzutage Adipositas im Kindes- und Jugendalter sehr früh vorausgesagt werden. Fragen Sie Ihren Hausarzt. Größe und Gewicht sind festzuhalten. Der BMI erreicht normalerweise im Säuglingsalter einen Höhepunkt und fällt dann wieder ab. In der Pubertät steigt er erneut an. Wenn dieser erneute Anstieg (Adipositas-Rebound) sehr früh antritt (ungefähr 6. bis 7. Lebensjahr) oder wenn der BMI nach Ende des Säuglingsalters gar nicht abfällt, ist die Wahrscheinlichkeit, dass Ihr Kind adipös wird, sehr groß.

Früherkennung ist sehr wichtig, insbesondere wenn ein Elternteil oder beide adipös sind. Dann besteht ein erhöhtes Risiko für das Kind, ebenfalls daran zu erkranken. Ihr Hausarzt sollte die Harnsäure, die Leberwerte und die Blutfette sowie die Schilddrüse, den TSH-Spiegel kontrollieren. TSH ist ein Schilddrüsenhormon, das stimulierend auf das Wachstum, die Jodaufnahme und die Schilddrüsenhormonproduktion wirkt.

Genetische Faktoren sind allerdings nicht allein ausschlaggebend. Entscheidend ist letztendlich der Lebensstil.

Sind der Patient und die Familie motiviert, ihren Lebensstil gemeinsam zu ändern, könnte der Hausarzt eine Rehabilitationsmaßnahme veranlassen. Dort erfolgt in erster Linie eine Ernährungsumstellung mit intensiver Beratung. Die Kinder können sich wirklich satt essen. Im Vordergrund steht, dass sie ein lang anhaltendes Sättigungsgefühl verspüren. Genau wie hier in diesem Buch empfohlen, gibt es drei größere Mahlzeiten und zwei kleine Zwischenmahlzeiten. Der Umgang mit den richtigen Lebensmitteln wird verinnerlicht. Bewegung spielt in der Klinik ebenfalls eine Schlüsselrolle. In der Rehabilitation erfahren Kinder und Jugendliche, wie der richtige Weg aussieht. Stabilisiert werden muss das Erlernte dann ambulant und mit Unterstützung der Familie. Unabhängig von einer stationären Rehabilitation bietet die medinet Spessart-

Klinik Bad Orb GmbH ambulante Therapiemöglichkeiten an. Informieren Sie sich bitte darüber.

Was bedeutet es für Kinder, ich bin zu dick? Wie kommen Kinder darauf?

Selbst unsere »Kleinen« lassen sich von den Medien beeinflussen. Sie können sich dem nicht entziehen.

Promis und Stars, also die Vorbilder unserer Kinder wie z. B. Bill von Tokio Hotel, sind mit dünn schon nicht mehr zu beschreiben. So zu sein, ist trendy, so zu sein, ist in. Das schickste Outfit gibt es nur in kleinen Größen. Für normale oder gar kräftigere Kinder gibt es kein Erbarmen. Die passen da nicht rein!

Models werden immer dünner. Von Jahr zu Jahr. Von Modenschau, zu Modenschau. Mager. Nur noch Haut und Knochen. Ein sehr gefährlicher Trend. Im Zeitalter mit zunehmender Bulimie und Magersucht. Doch die Medien suggerieren unserem Unterbewusstsein: Das ist schön!

Falsche Schönheitsideale und -maße führen uns auf die falsche Fährte. STOPP!

Mal ehrlich! Schauen Sie genau hin. Viele Models sehen krank aus. Was ist schön daran, wenn die spitzen, knochigen Schultern die Spaghettiträger eines Designerkleides abstehen lassen? Oder wenn die leicht bekleideten Models aussehen, wie wandelnde Skelette, die wir aus dem Biologieunterricht kennen!

Und niemand erfährt, welchen Preis die armen Models für diesen Laufstegkrieg bezahlen müssen. Diät, ständig Diät und Hunger. Dazu noch Abführmittel, Appetitzügler und vielleicht sogar Drogen. Körper und Psyche werden äußerst strapaziert und Folgeschäden sind garantiert.

Zeichnet sich nun ein kleiner Lichtblick am Horizont ab? In Spanien, Madrid, gab es nun die erste Figur-Zensur. Models mit einem BMI unter 18 dürfen nicht mehr antreten. Grund dafür ist die Gesundheitsgefahr und das schlechte Vorbild für Teenager. Mailänder Modemacher kündigten an, sich anzuschließen. Die Modemacher in London und Paris halten die BMI-Vorgabe nicht geeignet dafür, ob ein Model wirklich krank sei.

Wann entsteht (starkes) Übergewicht/Adipositas?

(Siehe Kapitel 4: Einmal rund ums Übergewicht)

Übergewicht entsteht, wenn

- eine Veranlagung zum Dickwerden in der Familie liegt. Das bedeutet allerdings nicht, dass die Adipositas nicht beeinflussbar ist.
- andere Grunderkrankungen (Schilddrüse, Nieren...) bestehen.
- Störungen im Essverhalten (Essen aus Hunger, Langeweile, Kummer, Gewohnheit...) vorliegen.
- falsch und/oder zu viel gegessen und getrunken wird.
- psychologische Gründe vorhanden sind.
- Medikamente nötig sind, die das Gewicht beeinflussen.
- mangelnde Bewegung besteht.

Ist mein Kind wirklich übergewichtig? Wie kann ich das feststellen/messen?

Bei Kindern wird der BMI (Kapitel 4) ebenfalls zur Diagnosestellung in Bezug auf Über- und Untergewicht zugrunde gelegt. Die Formel für die Berechnung des BMI lautet:

$$BMI = \frac{\text{Körpergewicht in kg}}{\text{Körpergröße m}^2}$$

BMI Tabelle für Kinder

Mädchen

Alter	stark Untergew.	Untergew.	Normalgew.	Übergew.	starkes Übergew.
7 Jahre	12,2	13,2	**15,4**	18,2	23,1
8 Jahre	12,2	13,2	**15,9**	18,8	22,3
9 Jahre	13,0	13,7	**16,4**	19,8	23,4
10 Jahre	13,4	14,2	**16,9**	20,7	23,4
11 Jahre	13,8	14,6	**17,7**	20,8	22,9
12 Jahre	14,8	15,0	**18,4**	21,5	23,4
13 Jahre	15,2	15,6	**18,9**	22,1	24,4
14 Jahre	16,2	17,0	**19,4**	23,2	26,0
15 Jahre	16,9	17,6	**20,2**	23,2	27,6
16 Jahre	16,9	17,8	**20,3**	22,8	24,2
17 Jahre	17,1	17,8	**20,5**	23,4	25,7
18 Jahre	17,6	18,3	**20,6**	23,5	25,0

Jungen

Alter	stark Untergew.	Untergew.	Normalgew.	Übergew.	starkes Übergew.
7 Jahre	13,0	13,6	**16,1**	19,2	21,1
8 Jahre	12,5	14,2	**16,4**	19,3	22,6
9 Jahre	12,8	13,7	**17,1**	19,4	21,6
10 Jahre	13,9	14,6	**17,1**	21,4	25,0
11 Jahre	14,0	14,3	**17,8**	21,2	23,0
12 Jahre	14,6	14,8	**18,4**	22,0	24,8
13 Jahre	15,6	16,2	**19,1**	21,7	24,5
14 Jahre	16,1	16,7	**19,8**	22,6	25,7
15 Jahre	17,0	17,8	**20,2**	23,1	25,9
16 Jahre	17,8	18,5	**21,0**	23,7	26,0
17 Jahre	17,6	18,6	**21,7**	23,7	25,8
18 Jahre	17,6	18,6	**21,8**	24,0	26,8

BMI-Tabelle nach H. Conners und Mitarbeiter, 1996; A. Ziegler, J. Hebebrand

Da der BMI im Kindes- und Jugendalter entsprechend den physiologischen Änderungen der prozentualen Körperfettmasse von deutlichen alters- und geschlechtsspezifischen Besonderheiten beeinflusst wird, muss man bei seiner Beurteilung Alter und Geschlecht berücksichtigen.

Ältere Kinder dürfen beispielsweise bei gleicher Körpergröße schwerer sein, als jüngere Kinder.

Sie finden auf der Web-Site der medinet Spessart-Klinik Bad Orb GmbH viele Informationen rund um dieses Thema. Dort können Sie online mit dem BMI-Rechner speziell für Kinder und Jugendliche den Body-Mass-Index für Ihr Kind ausrechnen: **www.spessartklinik.de/kinderklinik.**

Schritt Nr. 1 für die Eltern:

Bei Kleinkindern besteht oft noch kein Leidensdruck seitens der Kinder und der Eltern. Daher ist es das allerwichtigste, das Problem **frühzeitig zu erkennen.**

Liegt der BMI im erhöhten Bereich? Nur Mut! Sprechen Sie auf alle Fälle mit Ihrem Hausarzt oder Kinderarzt darüber. Oder wenden Sie sich direkt an die medinet Spessartklinik Bad Orb GmbH unter der Leitung von Herrn Dr. med.

Gerd Clausnitzer. Dort finden Sie ebenso wie ich damals für mein Kind und/
oder auch für Sie professionelle Hilfe:

> medinet Spessart-Klinik Bad Orb GmbH
> Rehabilitationsklinik für Kinder,
> Jugendliche, junge Erwachsene und Familien
> Würzburger Straße 7–11, 63619 Bad Orb
> Telefon: 06052/870, Fax: 06052/87100
> Homepage: www.spessartklinik.de
> E-Mail: info@spessartklinik.de

Persönliche Probleme, die unbeantwortet bleiben? www.leichterdurchsle-
ben.com oder E-Mail an: info@leichterdurchsleben.com.

Was können Sie sofort tun?

Eine Anleitung hierzu finden Sie in diesem Buch. Die von **»Leichter durchs
Leben**®**«** ausgesprochenen Empfehlungen gelten auch für Ihr Kind. Hier noch
mal ein Mini-1x1 für den Anfang.

Ausführliche Informationen finden Sie in den Kapiteln 6 und 7.

- Unterstützen Sie Ihr Kind dabei, sich **ausgewogen zu ernähren. Ändern
  Sie die Essgewohnheiten.** Wählen Sie die **richtigen Lebensmittel und
  Getränke** zusammen aus. Wie können Sie und Ihr Kind Fett einsparen?
- Richten Sie sich bei der Auswahl der richtigen Nahrungsmittel nach den
  Vorlieben Ihres Kindes. Was ist geeignet, was weniger oder erst mal über-
  haupt nicht. Ändern Sie so viel wie nötig und so wenig wie möglich.
- Keine Verbote aussprechen.
- Ihr Kind soll regelmäßig (zur gleichen Zeit, an einem festen Platz) – wenn
  es Hunger hat – kleinere ausgewogene Mahlzeiten essen und mindestens
  1,5 l bis 2 l möglichst energiefreie Flüssigkeit trinken.
- Für den Hunger »zwischendurch« stehen Obst, Gemüse (Möhrensticks, Gur-
  ken, Paprika...) und Knäckebrot bereit.
- Achten Sie darauf, dass Essen keine Ersatzbefriedigung für Sorgen/Lange-
  weile/Einsamkeit ist.
- Fördern Sie die Fähigkeiten Ihres Kindes. Loben Sie Ihr Kind für Verände-
  rungen.
- Motivieren Sie Ihr Kind zu mehr Bewegung! Fördern Sie Aktivitäten im
  Freien! Mindestens eine halbe Stunde am Tag sollte angeregt werden. Über-
  prüfen Sie kritisch den Fernsehkonsum.
- All das soll Spaß machen!

Eine Hilfsmöglichkeit, das Trinken zu steigern, ist das lustige Trinkprotokoll der AOK.

Es heißt: Jolinchens Trinkprotokoll. Das können sie sich www.jolinchen.de herunterladen und ausdrucken.

Ein erstes Ziel für Ihr Kind ist, sein Gewicht stabil zu halten. Dadurch dass Kinder wachsen, wäre das schon ein Erfolg. Streben Sie allerdings als Endziel ein langsames, stetiges Abnehmen bis zum Endgewicht/Wunschgewicht an. Ein Gewichtsverlust von einem Pfund innerhalb von zwei Wochen ist sehr gut.

> ## *TIPPS:*
>
> *Beim Fernsehen wird meist mehr gegessen, als am Tisch. Übliche Knabbereien beim Fernsehen sind meist Fett- und Zuckerfallen. Wenn es sie doch geben soll, portionieren Sie diese. Obst, Joghurt, ein Vollkornbrot sind Alternativen hierzu.*

Empfohlene Bewegung für Kinder:

Kinder haben grundsätzlich einen natürlichen Bewegungsdrang.

Die Württembergische Versicherung AG gab eine Studie in Auftrag. Während des Abendessens wird besonders häufig fern gesehen. 700 Kinder im Alter von acht bis vierzehn wurden befragt. **Mehr als 43 % aller Kinder sehen beim Essen fern!** Lediglich bei 28 % bliebe der Fernseher während des Essens grundsätzlich ausgeschaltet. Mediziner warnen davor, das Essen zur Nebensache zu machen!

Das Essen soll ein bewusster Vorgang sein, der im Kreise der Familie praktiziert wird. Neben ungesunden Essgewohnheiten kommt die mangelnde Bewegung hinzu.

Nur 38 % der Mädchen und nur 28 % der Jungen machen neben dem Sport im Schulunterricht selten oder nie Sport!

Für die Entwicklung Ihres Kindes ist Bewegung also genauso wichtig wie Essen und Trinken.

Unsere Kinder werden immer ungelenkiger und schwerer. Einzig und allein durch Bewegung kann daher – neben einer gesunden, ausgeglichenen Ernährung – eine gesunde körperliche und geistige Entwicklung aufgebaut werden. Die Knochen und Muskeln werden stärker, die Körperhaltung verbessert sich. Koordination und motorische Fähigkeiten werden gefördert. Selbstbewusstsein und Selbständigkeit wachsen. Bewegung fördert die Denkfähigkeit. Bewegungsmangel führt zu Übergewicht.

Fördern Sie die Bewegung im Alltag von klein auf. Fahren Sie nicht jeden Schritt mit dem Auto. Laufen Sie wenn möglich mit Ihrem Kind zum Einkaufen oder nehmen Sie den Bus. Ab drei Jahren können Sie ein Lauflernrad mitnehmen. Das fördert Gleichgewicht und Koordination. Beteiligen Sie Ihr Kind je nach Alter an allen Haus- und Gartenarbeiten. Staubsagen, putzen, Wäsche aufhängen usw. Machen Sie mit Ihrem Kind lange Spaziergänge, Wanderungen, Radtouren.

Ab dem Schulalter kommt der Vereinssport hinzu. Durch feste Trainingszeiten ist Bewegung schon voll in den Alltag integriert. Soziales Verhalten in der Gruppe wird frühzeitig geübt.

Für welche Sportart ist Ihr Kind geeignet? Hier bietet sich beispielsweise der »Der AOK Sportartentypentest« an. Den finden Sie unter der Web-Site: www.aok.de.

Bei diesem Test werden die verschiedenen Sportarten in fünf Bereiche wie Ausdauer, Ballsport, Tanz/Rhythmik, Kampfsport und Turnen/Leichtathletik aufgeteilt. Durch den Test findet Ihr Kind heraus, für welche Sportart es am besten geeignet ist.

Trotzdem:

WARNUNG VOR DIÄTWAHN BEI KINDERN!

Dicke Kinder sollten sich gesund ernähren (siehe Kapitel 7) und viel bewegen.

Eltern müssen sich bemühen, ihre Kinder bei leichtem Übergewicht nicht in einen Diätwahn zu treiben.

Vorsicht: Werden einfach »irgendwelche« Diäten gemacht, kann das Magersucht-Risiko erhöht werden. Gleichzeitig droht ein Nährstoff- und Energiemangel, der für heranwachsende Kinder gefährlich ist.

Deswegen holen Sie sich kompetenten Rat und Hilfe! Experimentieren ist hier völlig fehl am Platz!

Aber, wie wichtig eine ernährungsorientierte Beratung über die ganze Zeit ist, soll nachstehendes Beispiel aufzeigen:

Das Interview mit einer heute 21-Jährigen – schon als Kind überge-wichtig, dann essgestört:
Sie berichtet: *»Ich war schon immer zu dick. Das heißt, mit 13 Jahren wog ich bereits 105 Kilo. Dann schloss ich mich einem ärztlichen Abnehmkonzept an. Bereits nach sechs Monaten hatte ich ca. 35 Kilo verloren. Das klappte im Grunde ganz gut. Dann wollte ich 55 Kilo wiegen. Und aß weiter sehr we-nig. Als ich die 55 Kilo erreichte, dachte ich, ich will 50 Kilo wiegen. Als ich das dann schaffte, wurden es 45 Kilo, 40 Kilo. 34 Kilo!«*
Sie hatte keine Kraft mehr, war zu nichts fähig. Eines Nachts ging es ihr nicht gut. Sie wollte ins Badezimmer. Auf dem Weg zum Badezimmer brach sie zusammen, wurde bewusstlos und kam im Flur wieder zu sich. Sie schaffte es ins Badezimmer, schaute in den Spiegel und weinte erst einmal 3 Stunden lang. **Sie konnte ihr wahres Aussehen zum allerersten Mal selbst erkennen! Das war ihr einziges Glück!** Von dem Zeitpunkt an ging es bergauf. Sie saß brav auf der Couch und ließ sich von ihrer Familie füt-tern. Sie stopfte alles in sich rein, was sie konnte, **denn sie wollte leben!** Sie wollte wieder zunehmen. Sie wollte ihre Schule weiter besuchen. Die Lebensgeister waren wieder da. Und bald hatte sie 50 Kilo erreicht und fühlte sich zum ersten Mal seit langer Zeit wieder gut. Aber sie wollte bei 1,70 m Körpergröße noch mehr zunehmen und schaffte auch das.
Heute mit 21 Jahren kann sie darüber reden. Die Frage, wie kann das ge-schehen, von starkem Übergewicht, Fettleibigkeit zur Magersucht. Wie ist sie da reingerutscht?
Diese Frage beantwortet sie so: *»Ich wollte nicht mehr dick sein. Es war für mich sehr einfach, Gewicht zu verlieren. Das klappte gut. Dann setzt Du Dir immer weitere Ziele. Du fühlst Dich immer noch zu dick, willst noch mehr ab-nehmen. Siehst Dich immer noch als zu dick. Selbst mit 50 Kilo. Du hast das realistische Bild von dir verloren und nimmst weiter ab und weiter ab. Verwei-gerst Dein Essen, die lebenswichtige Nahrung. Das ist ein Suizid, Stück für Stück.*
Ich habe Therapien gemacht und eines ist klar: Ich bin essgestört und werde es auch immer bleiben. Mir ist es gelungen im richtigen (letzten) Augenblick den Schalter umzulegen. Ich konnte erkennen, wo ich stand. Die Gefahr wie-der abzurutschen ist immer da. Ich formuliere das so: Den Schalter, den ich umgelegt habe, muss ich beschützen, damit er nicht zurückklappt. Das ist mein wichtigstes Ziel. Daran arbeite ich. Tag für Tag.«

Liebe Leserinnen und Leser, liebe Eltern!

Glauben Sie nicht, dass Sie oder Ihre Kinder ein Leben lang »Fettpunkte zählen« müssen. Die gelernte Umstellung ihrer Essgewohnheiten geht schnell in Fleisch und Blut über, ohne dass Sie dann darüber nachdenken.

Wir schafften es, unsere Ernährung umzustellen. Wir waren nie miesepeterig oder schlecht gelaunt. Ohne Hungerqualen und Diätmenüs, die einem widerwillig den Magen umdrehen und die regelrecht den Appetit auf gutes Essen fördern, haben wir lachend mit wohlschmeckender Nahrung – in sechs Monaten die Pfunde purzeln lassen. Wir verzichteten auf nichts. Trotz Krümelkuchen und Käsesahne haben wir es geschafft abzunehmen.

Vertrauen Sie dem, was Sie hier in diesem Buch finden. Hier wird wirklich aus **Erfahrung** gesprochen.

In unserem Café gibt es eine *»Leichter durchs Leben®-Frühstückskarte« und viele »Leichter durchs Leben®-Snacks«. Im regionalen Raum kocht ein deutsches Restaurant nach »Leichter durchs Leben®«. Sie finden dort eine »Leichter durchs Leben®-Speisekarte« alles mit Angabe von Fettpunkten.*

Aber das Interessanteste für Sie ist, dass wir erfolgreich eine Schulmensa betreiben. Speziell dafür wurde das »Leichter durchs Leben-Ampelsystem«, entwickelt. Alle in der Schule angebotenen Speisen werden rot (wenig essen), gelb (mäßig essen) oder grün (reichlich essen) gekennzeichnet. So lernen die Schülerinnen und Schüler unbewusst auf der visuellen Ebene das richtige Essen auszuwählen. Spielerisch, leicht und ohne Verbote! Darüber hinaus bieten wir in der Schule den Kurs an: »Leichter-durchs-Leben Ess-Klasse! Besser essen für Kinder und Jugendliche!« an. Weitere Informationen über unsere Aktivitäten finden Sie auf unserer Web-Site: www.leichterdurchsleben.com.

TROTZ KRÜMELKUCHEN UND KÄSESAHNE FÜR IMMER SCHLANK!

BEGINNEN SIE JETZT! VIEL SPASS UND ERFOLG!

KAPITEL 10

Sie haben die Wahl!

Vorschläge für Frühstück, kaltes Mittag- und Abendessen, Zwischenmahlzeiten

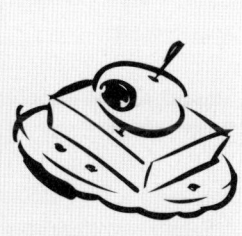

Sie haben die Wahl!

In diesem Kapitel finden Sie Vorschläge zum Frühstück, Vorschläge für kalte Mittag- und Abendessen sowie für Zwischenmahlzeiten.

Mengenangaben für 1 Person/Portion, oder anders angegeben.

Sie haben sie Wahl! Wie wichtig es ist, sich für die fettarme Alternative zu entscheiden, sehen Sie an den folgenden Gegenüberstellungen:

Bäckersnack		Mc Burger, Donald King, Mac Whop, King Donald	
Stück	g Fett	1 Portion/Stück	g Fett
Vollkornbrötchen belegt mit Butter (8 g), Ei, Kochschinken (20 g)	10	**Döner Kebab:** Döner Kebab mit Soße	21
Roggenvollkornbrötchen belegt mit Kräuterfrischkäse 16 % (10 g), Ei, Gurke, Tomate, Kochschinken (20 g)	5	**Imbissbude:** Bratwurst, 150 g	44
Weizenvollkornbrötchen belegt mit Butter (8 g), Geflügelsalami (20 g)	3	**Burger King:** Whopper	35
Mehrkornbrötchen mit Butter (8 g), Salat, Gurke, Tomate, Putenbrust (40 g)	9	**Mc Donald's:** Big Mäc	26
Roggenbaguette belegt mit Butter (8 g), Salat, Gurke, Tomate, Ei, Kochschinken (30 g)	10		
1 Scheibe Vollkornbrot belegt mit Butter (8 g), Geflügelbierschinken (20 g), Salzgurke	10		

Süßes bei Ihrem Bäcker:		Im Handel:	
1 Stück	g Fett	1 Stück	g Fett
Käsesahne	11,5	Bounty (2 Riegel)	15
Krümelkuchen	14	Snickers	17
Donat	9	Happy Hippo Snack	10
Rosinenbrötchen	2	Kinder Contry	8
Amerikaner	12	Milka Nussini	14
Apfelkuchen mit Hefeteig	3,3	Hanuta	7
Käsekuchen	6,8	Kittekat	12
Rosinenschnecke	8	Nuts	11
Mohrenkopfbrötchen	3	Lila Pause	12
Berliner	8	Lion Kingsize	15

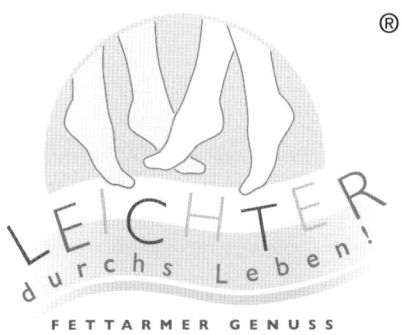

®

LEICHTER durchs Leben!

FETTARMER GENUSS

Für alle, die gerne Brot essen:

Um Ihnen den Einstieg zu erleichtern, erhalten Sie nachfolgend einen Essensplan für eine Woche:

Angaben Frühstück, Zwischenmahlzeiten, Abendessen für **1 Person.**
Angaben Mittagessen für **4 Personen,** die Fettberechnung (Fettpunkte) bezieht sich auf **1 Person.**

Trinken Sie rund zwei Liter Flüssigkeit am Tag. Geeignete Durstlöscher sind Mineral- und Trinkwasser, ungesüßte Kräuter- oder Früchtetees, Obstsaftschorlen und Gemüsesäfte. Kaffee, schwarzer Tee oder alkoholische Getränke sind Genussmittel und zum Durstlöschen ungeeignet. Einmal am Tag können Sie ohne schlechtes Gewissen etwas Süßes genießen. Das Mittag- und Abendessen kann nach Wunsch miteinander ausgetauscht werden. Sie können die Vorschläge auch nach Ihren eigenen Vorlieben austauschen. Versuchen Sie dabei die Empfehlungen in Kapitel 7 zu berücksichtigen.

Hierzu ein Beispiel der **Verteilung der 30 Fettpunkte pro Tag.** Das Abendessen sollte in der Regel leichter sein als das Mittagessen.
Beispiel:

Frühstück:	**10 g Fett**	**=**	**10 g Fettpunkte**
Zwischenmahlzeit	**3 g Fett**	**=**	**3 g Fettpunkte**
Mittagessen:	**8 g Fett**	**=**	**8 g Fettpunkte**
Zwischenmahlzeit:	**3 g Fett**	**=**	**3 g Fettpunkte**
Abendessen:	**6 g Fett**	**=**	**6 g Fettpunkte**

1. TAG

Frühstück ●●●●●●●○

½ Schälchen Kresse und 3 Radieschen waschen. Anschließend die Kresse klein hacken, ½ Paprika, ½ Salzgurke und Radieschen fein würfeln mit 100 g Speisequark 20 % verrühren und mit Salz und Pfeffer abschmecken. Dazu zwei Scheiben Vollkornbrot.

Zwischenmahlzeit ●●●●●

350 ml Milch 1,5 % mit einer Banane

Mittagessen ●●●●●●●●●●
●

Griechische Reispfanne
(Zutaten für 4 Personen)

2 mittelgroße Zwiebeln, 2 Knoblauchzehen, 1 EL Olivenöl, 500 g Schweinelende, 1 Würfel Brühe, 3 EL Tomatenmark, 250 g Reis, 2 Paprika (gelb und grün), 2 Fleischtomaten, 100 ml Wasser, 150 g Schafskäse, 1 Becher Joghurt 0,1 %, Salz und Pfeffer, Petersilie

Zwiebeln schälen und würfeln. Knoblauch schälen und fein hacken. Beides im Öl anbraten. Schweinefleisch in Würfel schneiden, zufügen und gut mitbraten. Wasser zugießen und zum Kochen bringen. Brühwürfel darin auflösen, Tomatenmark hinzufügen und 30 Minuten kochen lassen (nach ca. 25 Minuten Paprika zugeben). Reis zugeben und 20 Minuten quellen lassen. Fleischtomaten brühen, häuten, klein schneiden, zufügen und heiß werden lassen. Schafskäse in kleine Würfel schneiden. Petersilie waschen, fein hacken und zu der Reispfanne geben. Mit Joghurt servieren.

Zwischenmahlzeit ●●●●

1 Mohrenkopf auf Vollkornbrötchen

Abendessen ●●●●●

2 Scheiben Vollkornbrot mit Truthahnmettwurst und Senf bestreichen. Mit 2 Tomaten, Zwiebelringen und Kresse anrichten.

2. TAG

Frühstück   ⊙⊙⊙⊙⊙⊙⊙⊙⊙

1 Roggenbrötchen, 30 g Frischkäse 0,2 % Fett, 1 Scheibe Kochschinken, dazu 1 gekochtes Ei.

Zwischenmahlzeit   ⊙⊙

1 Portion Cornflakes mit 150 ml Milch 1,5 % Fett

Mittagessen   ⊙⊙⊙⊙⊙⊙⊙⊙⊙⊙⊙
Schweine-Pilz-Ragout   ⊙
mit Kartoffelpüree
(Zutaten für 4 Personen)

4 Zwiebeln, 1 EL Öl, 12 Lauchzwiebeln, je 400 g dunkle Champignons und Shitake-Pilze, 4 Schweineschnitzel (je 150 g), 200 ml Wasser, 150 ml Cremefine 15 %, Salz, Pfeffer, frischer Majoran, 2 Beutel Kartoffelpüree, 2 EL Speisestärke

Zwiebeln in Ringe schneiden, in Öl braten, herausnehmen. Lauchzwiebeln in Ringe, Pilze in Scheiben bzw. in Streifen schneiden. Fleisch in Streifen schneiden, in Öl anbraten. Pilze und Lauchzwiebeln zugeben, anbraten. Würzen. Mit 150 ml Wasser ablöschen und 5 Min. schmoren. Mit Cremefine 15 % abdicken. Majoran zugeben. Kartoffelpüree mit Wasser nach Anleitung kochen. Ragout mit Stärke binden, abschmecken.

Zwischenmahlzeit   ⊙⊙⊙⊙

Laugenvollkornbrötchen, 1 probiotischen Drink

Abendessen   ⊙⊙⊙⊙⊙⊙

1 Scheibe Vollkornbrot, Frischkäse 0,2 %, 40 g Bündnerfleisch, 1 Salatblatt, 100 g Melonestücke darauf geben, frisch gemahlener schwarzer Pfeffer.

 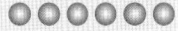

3. TAG

Frühstück

60 g Knuspermüsli »Schoko«, 150 g Naturjoghurt 1,5 % Fett

Zwischenmahlzeit

1 Dinkelvollkornbrot 100 g, 30 g Frischkäse 5 % bestreichen, 1 Kiwi in Scheiben geschnitten.

Mittagessen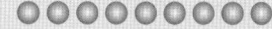

Schinken-Nudeln mit Erbsen
(Zutaten für 4 Personen)

450 g Penne, 2 Möhren, 1 El Olivenöl, 1 Knoblauchzehe und 1 Zwiebel, 150 g TK-Erbsen, 200 ml Gemüsebrühe, 500 g gekochter Schinken, Salz und Pfeffer

Nudeln in reichlich sprudelndem Salzwasser bissfest garen. Möhren schälen und in dünne Scheiben schneiden und in 2 EL heißem Öl 5 Min. dünsten. Knoblauch und Zwiebel pellen, fein würfeln, zugeben und goldgelb anbraten. Erbsen zufügen. Gemüsebrühe angießen und zugedeckt 6–8 Min. dünsten. Mit Salz und Pfeffer würzen. Schinken in Stücke schneiden, in einer heißen Pfanne anbraten. Mit den Nudeln und dem Gemüse mischen.

Zwischenmahlzeit

1 Becher körniger Frischkäse 0,2 %, 1 Apfel in Spalten geschnitten.

Abendessen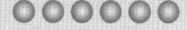

2 Scheiben Vollkornbrot mit 10 g Halbfettbutter bestreichen, mit 1 in Scheiben geschnittenen kleinen Tomate belegen.

4. TAG

Frühstück ⊙⊙⊙⊙⊙⊙⊙⊙⊙

2 Roggenbrötchen aufschneiden, die Hälften mit 40 g Le Tartare Provence Kräuter bestreichen, mit Tomatenscheiben belegen.

Zwischenmahlzeit ⊙⊙

Obstsalat nach Wunsch mit 100 g Vanillesoße

Mittagessen ⊙⊙

Linseneintopf, 1 Scheibe Bauernbrot

Zwischenmahlzeit ⊙⊙⊙⊙⊙⊙⊙⊙⊙⊙⊙⊙

1 Stück Käsesahne

Abendessen ⊙⊙⊙⊙⊙⊙⊙⊙⊙⊙

1 kleine Zwiebel und ½ feingehackten Knoblauch mit der auf einer Reibe grob geraspelten Salatgurke mischen. 150 g Speisequark 20 % Fett mit 1 EL Mineralwasser dazugeben, mit Pfeffer, Dill und Salz abschmecken. Diesen Brotaufschnitt auf 2 Scheiben Roggenmischbrot verteilen und mit den Tomatenscheiben belegen.

5. TAG

Frühstück ○○○○○○○○

2 Mehrkornbrötchen mit 40 g Edamer 30 % i. Tr. und Gurkenscheiben belegen.

Zwischenmahlzeit ○○

Obst nach Wunsch, 1 probiotischen Drink

Mittagessen ○○○○○○○○○○
Gegrilltes Hähnchen ○○
(Zutaten für 1 Person)

1/2 Hähnchen gegrillt ohne Haut, 2 Scheiben Bauernbrot

Hähnchen vom Metzger oder Hähnchenhändler fertig bestellen oder selbst grillen. Dazu 2 Scheiben frisches Bauernbrot.

Zwischenmahlzeit ○○

Rosinenbrötchen

Abendessen ○○○○○○○○

1 Baguettebrötchen längs aufschneiden und mit 1 EL Frischkäse 5 % bestreichen, mit 80 g Lachsschinken und 4 Essiggurkenscheiben belegen. Dazu ein Früchtejoghurt 1,5 % Ihrer Wahl.

6. TAG

Frühstück

1 Sonnenblumenbrötchen mit 20 g Frischkäse 5 %, 1 Wiener Würstchen 50 g, scharfen Senf.

Zwischenmahlzeit

200 ml Milchshake 1,5 % Fett mit Früchten nach Wahl (Erdbeer, Melone, Himbeeren ...)

Mittagessen

Spaghetti al Pomodoro
(Zutaten für 4 Personen)

500 g Spaghetti, 2 Zehen Knoblauch, Basilikum, 2 Pomito Pizza Pasta Sauce, Salz und Pfeffer

Spaghetti nach Packungsanleitung bissfest kochen. Knoblauchzehen fein würfeln. Basilikum fein hacken. Sauce erhitzen, mit Knoblauch, Salz und Pfeffer abschmecken. Basilikum hinzufügen. Spaghetti mit Sauce anrichten.

Zwischenmahlzeit

Obst nach Wunsch

Abendessen

1 Baguettebrötchen aufschneiden. 1 Tomate, ½ Paprika und 60 g Mozzarella, leicht in Scheiben schneiden, 50 g gekochten Schinken würfeln. Die Baguettehälften abwechselnd mit Tomaten-, Paprika-, und Mozzarellascheiben und Schinken belegen. Mit 1 TL Zwiebelwürfeln TK bestreuen. Mit Salz und Pfeffer abschmecken. Im vorgeheizten Backofen überbacken bis der Käse verläuft.

7. TAG

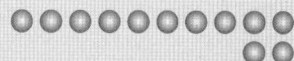

Frühstück

60 g Vollkornhaferfleks mit geriebenem Apfel, etwas Zimt und 150 ml Milch 1,5 % Fett.

Zwischenmahlzeit

30 g Magerquark mit 1 EL Mineralwasser mit Kohlensäure und Kräuter TK verrühren. 1 Sonnenblumenbrötchen damit bestreichen.

Mittagessen

Strammer-Max
mit Tomatensalat

(Zutaten für 1 Person)

2 Scheiben Bauern- oder Mehrkornbrot, 30 g Philadelphia Frischkäse 5 % Fett, 150 g Kochschinken dünn geschnitten, 1 Ei, 3 mittlere Tomaten, 1 kleine Zwiebel

Brot mit Frischkäse bestreichen und mit Kochschinken belegen. Das Ei in einer Pfanne backen und auf den Kochschinken legen. Die Tomaten klein schneiden, Zwiebel würfeln, mit Salz und Pfeffer abschmecken.

Zwischenmahlzeit

Obstsalat nach Wunsch

Abendessen

1 Scheibe Roggen- oder Vollkornbrot mit 30 g Camembert (30 % F. i. Tr.) belegen und mit 1 TL Mango-Chutney (lieblich) garnieren.

ACHTUNG! Wie fett sind Brotaufstriche?

1 Scheibe Brot mit folgenden Aufstrichen (1 TL = 5 g)

Butter	4
Butterschmalz	5
Halbfettbutter	2
Kräuterbutter	4
Kraft Miracle Whip, 41 %	2
Kraft Miracle Balance, 16 %	0,8
Kraft Miracle Whip Joghurt	0,5
Margarine	4
Margarine halbfett	2
Delikatess-Mayonnaise, 82 %	4
Extra-Leicht, 10 %	1
Gourmet-Remoulade, 57 %	3
Joghurt-Salatcreme, 20 %	1
Remoulade, 79 %	4
Remoulade extra-leicht	1
Salat-Mayonnaise, 50 %	2,5

Süße Brotaufstriche

Honig	0
Marmelade	0
Erdnussmus	2,5
Nutella	1,5

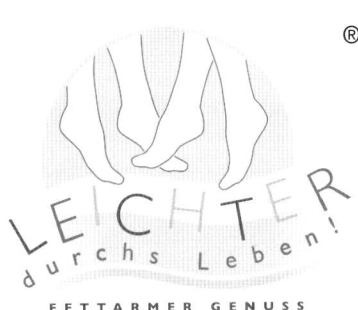

®

LEICHTER
durchs Leben!

FETTARMER GENUSS

Nachfolgende Vorschläge für **Feinschmecker-Brot und -Brötchen** können Sie beliebig nach Ihrem Geschmack verändern.

Mengenangabe für 1 Person/Portion

Süß:

Chiabattabrötchen mit Marmelade und Ei (10 Fettpunkte)
1 Chiabattabrötchen, 1 Scheibe Vollkornbrot, 20 g Frischkäse 0,2 %, 1 TL Halbfettmargarine, 5 TL Marmelade 1 gekochtes Ei

Knäckebrot mit Banane (1 Fettpunkt)
3 Scheiben Knäckebrot, 100 g körniger Frischkäse 0,4 % Fett, 1 kleine Banane in Scheiben geschnitten

Vollkornbrot mit Marmelade (3 Fettpunkte)
2 Scheiben Vollkornbrot, 3 EL Magerquark, Aprikosenmarmelade, 1 Apfel

Mehrkornbrot mit Zuckerrübensirup (5 Fettpunkte)
2 Scheiben Mehrkornbrot, 2 EL Magerquark, 1 EL Zuckerrübensirup

Vegetarisch:

Roggenbaguette mit Rohkost (6 Fettpunkte)
1 Roggenbaguette, 10 g Joghurt-Salatcreme, Rohkost nach Wahl: Möhren, Gurke, Tomate, 1/2 gekochtes Ei in Scheiben

Knoblauchbrot (8 Fettpunkte)
2 Scheiben Vollkorntoast, 20 g Philadelphia Frischkäse 5 %, Knoblauch Duo (Kräuter TK) drauf streichen, leicht salzen.

Knäckebrot mit Frischkäse und Kräutern (7 Fettpunkte)
3 Scheiben Vollkornknäckebrot, 100 g körniger Frischkäse 0,2 % Fett, 2 EL gehackte frische Kräuter

Vollkornhörnchen mit Frischkäse (5 Fettpunkte)
1 Vollkornhörnchen (80 g), 50 g körniger Frischkäse 0,2 % Fett, 6 Radieschen, Schnittlauchröllchen

Mehrkornbrot mit Tomate (2 Fettpunkte)
1 Scheibe Mehrkornbrot, 20 g Frischkäse 0,2 % Fett, 1 Tomate in Scheiben geschnittenen, Zwiebelringe

Quarkbrot mit Silberzwiebeln (6 Fettpunkte)
1 Scheibe Vollkornbrot, 50 g Quark 10 % Fett, 2 Salatblätter, 1 EL Silberzwiebeln, Salz, Pfeffer

Vollkorntoast mit Käse (6 Fettpunkte)
2 Scheiben Vollkorntoast, 1 EL Frischkäse 0,2 %, 2 Scheiben Käse 5 % absolut, 1 kleiner Apfel

Roggenbaguette mit Käse (8 Fettpunkte)
1 Roggenbaguette längs halbieren, 30 g Frischkäse 0,2 %, einige Streifen Eisbergsalat, 2 Scheiben à 20 g Schnittkäse, dünner Streifen von ½ rote Paprikaschote. Die zweite Hälfte des Roggenbaguettes darüber klappen.

Tomatenbrot mit Schafskäse (10 Fettpunkte)
1 Scheibe Vollkornbrot, Frischkäse 5 %, 2 kleine Tomaten in Scheiben, einige Streifen von Eisbergsalat, 40 g Schafkäse leicht 9 % in Würfel, Salz, Pfeffer, Basilikumblättchen

Deftig:

Bauernbrot mit Lachsschinken (7 Fettpunkte)
3 Scheiben Bauernbrot, 100 g Lachsschinken, Gurkenscheiben, Tomatenscheiben, Zwiebelringe

Mehrkornbrötchen mit Salami (15 Fettpunkte)
1 großes Mehrkornbrötchen, 4 Scheiben Geflügelsalami, Senf, 3 Salzgurken

Vollkornbrötchen mit Putenbrust und Krautsalat (4 Fettpunkte)
1 Vollkornbrötchen, 50 g Krautsalat, 20 g Putenbrust

Brot mit Putenbrust und Spargel (2 Fettpunkte)
1 Scheibe Vollkornbrot, 2 Salatblätter, 50 g gekochten Spargel mit 30 g dünn geschnittener Putenbrust umwickeln, Gartenkresse

Roggenbrot mit Kochschinken (3 Fettpunkte)
1 Scheibe Roggenbrot, 1 TL Kräuterfrischkäse 16 %, 2 Scheiben Kochschinken

Bauernbrot mit Kochschinken und Spargel (7 Fettpunkte)
2 Scheiben Bauernbrot, 100 g Kochschinken, 1 EL Frischkäse 5 %, Spargel aus der Dose oder frisch

Roggenbrötchen mit Ei (8 Fettpunkte)
1 Roggenbrötchen, 30 g Frischkäse 0,2 % Fett, 1 gekochtes Ei

Dinkelvollkornbrot mit Tartar (8 Fettpunkte)
2 Scheiben Dinkelvollkornbrot, 100 g Tatar, 1 kl. Zwiebel, Paprikagewürz, Salz und Pfeffer (oder Tatargewürz)

Vollkornbrot mit Bündnerfleisch und Melone (6 Fettpunkte)
1 Scheibe Vollkornbrot, Frischkäse 0,2 %, 40 g Bündnerfleisch, 1 Salatblatt, 100 g Melonestücke darauf geben, frisch gemahlener schwarzer Pfeffer

Carpaccio vom Rind (7 Fettpunkte)
100 g Carpaccio vom Rind bei Metzger bestellen, ½ EL Olivenöl, 1½ EL Balsamicoessig, Schalottenzwiebeln, Salz, Pfeffer. 1 Scheibe Bauernbrot dazu essen

Vollkornbrot mit Räucherlachs (7 Fettpunkte)
2 Scheiben Vollkornbrot, 50 g Räucherlachs 10 % Fett, Gemüsemeerrettich

Vollkornbrot mit Forellenkaviar Ei und Radieschen (10 Fettpunkte)
1 Scheibe Vollkornbrot, 20 g Frischkäse 0,2 %, 1 Salatblatt, 2 TL Forellenkaviar, 1 hartgekochtes Ei in Scheiben geschnitten, Radieschenscheiben, Salz und Pfeffer

Roggenbrot mit Forelle (4 Fettpunkte)
1 Roggenvollkornbrot, 20 g Frischkäse 0,2 %, bestreichen und einmal durchschneiden. Eine Brothälfte mit Salat, Schnittlauch, Petersilie, Dill und 80 g Forellenfilet belegen. Die zweite Brothälfte darüber klappen.

Müslivarianten:

Haferflocken mit Trockenfrüchten (6 Fettpunkte)
1 EL Trockenobst (ungeschwefelt), 50 g Vollkornhaferflocken, Apfeldicksaft nach Bedarf, 150 Magerjoghurt 0,1 %

Joghurt mit Heidelbeeren (2 Fettpunkte)
150 g Joghurt 0,1 %, 2 EL Magerquark, 3 EL Heidelbeeren TK, 1 TL Weizen-kleie, 1 TL Mandelstifte, Honig nach Bedarf

Leckerer Früchteteller (4 Fettpunkte)
1 Kiwi, 1/2 Grapefruit, 100 g Erdbeeren frisch oder TK, 1 große Scheibe Ananas frisch oder ungezuckertes Dosenobst, 1 TL Kokosraspeln

Frischkäse mit erfrischenden Erdbeeren (1 Fettpunkte)
200 g körniger Frischkäse 0,2 % Fett, 100 g Erdbeeren frisch oder TK, 1 TL Pistazien, Honig nach Bedarf
Schmeckt auch lecker mit anderen Obstsorten!

Obstsalat (2 Fettpunkte)
1 Orange, 100 g Weintrauben, 1 kleiner Apfel oder 1 kleine Birne, 150 g Jog-hurt 0,1 %, Mandelblättchen zur Dekoration

Müsli-Joghurt mit Obst Ihrer Wahl (2 Fettpunkte)
2 EL gemischtes Früchtemüsli, 1 kleine Banane oder Obst nach Wahl frisch oder TK, 1 TL Weizenkleie, 150 g Joghurt 0,1 %, Sonnenblumenkerne zur De-koration

Erdbeer-Müsli (2 Fettpunkte pro Person)
Mengenangabe für 4 Personen
1 kg Erdbeeren, 2 EL Zitronensaft, 800 g Magerjoghurt 0,1 %, 100 g Müsli mit Trockenfrüchten, Minze
Beeren waschen, putzen, halbieren, im Saft wenden. Joghurt cremig rühren, in Schälchen geben. Beeren hineinsetzen, Müsli darüber streuen.

Warmes Frühstück: lecker, lecker, lecker...

Tomatenpfanne mit Käse (14 Fettpunkte)
8 Kirschtomaten, 1 Ei, Salz nach Bedarf, frisches Basilikum, 1/2 TL Olivenöl, 50 g Mozzarella leicht
Kirschtomaten halbieren, Ei mit Salz und Basilikum verquirlen, Tomaten in Öl anbraten, Ei darüber gießen, Mozzarella, leicht in dünnen Scheibchen darüber legen, Deckel auf Pfanne legen, bei geringer Hitze backen, bis der Käse geschmolzen ist.

Gebackene Zucchinischeiben mit Ziegenkäse auf Vollkornbrot (8 Fettpunkte)
1 Zucchini, 1 TL Olivenöl, Paprikapulver rosenscharf, 20 g Ziegenkäse, 1 Scheibe Vollkornbrot
In Längsscheiben geschnittene Zucchini mit Paprikapulver würzen und von beiden Seiten anbraten, Scheiben mit Ziegenkäse belegen, schmelzen lassen. Zucchinischeiben auf Vollkornbrot verteilen.

Käse-Tost überbacken (10 Fettpunkte)
2 Scheiben Vollkorntoast, 1 TL Halbfett-Butter, 2 Scheiben Ananas frisch oder ungezuckert aus der Dose, 2 Scheiben Käse à 20 g 12 % Fett absolut
Toast mit Halbfett-Butter bestreichen, mit Ananas und Käse belegen, im Backofen 10 Min. grillen.

Variante:
Käse-Tost Hawaii (12 Fettpunkte)
2 Scheiben Vollkorntoast, 1 TL Halbfett-Butter, 2 Scheiben Ananas frisch oder ungezuckert aus der Dose, 1 Scheibe Kochschinken, 2 Scheiben Käse 12 %, absolut
Toast mit Butter bestreichen, mit Ananas, Kochschinken und Käse belegten, im Backofen 10 Min. grillen.

lecker, lecker, lecker...

Omelett Italia (8 Fettpunkte)
1 Ei mit 3 EL Milch 1,5 % verquirlen, Salz, Pfeffer. 10 g Paprika klein schneiden, 1/2 kleine Zwiebel klein schneiden. Zwiebel und Paprika in einer beschichteten Pfanne 2 Minuten ohne Öl anbraten. Verquirltes Ei unterrühren. 25 g Mozzarella, leicht in kleine Stücke schneiden, zum Ei hinzufügen bis der Käse Morzerella, leicht geschmolzen ist. Dazu 1 Scheibe Mehrkornbrot.

Strammer Max (12 Fettpunkte)
2 Scheiben Mehrkornbrot, 30 g Frischkäse 5 %, 50 g dünn geschnittenen Kochschinken. 1 Ei in einer beschichteten Pfanne braten. Auf den Kochschinken legen.

Hhmmmhh, Hhmmmhh, Hhmmmhh...

Zwischenmahlzeiten
Essen Sie Obst, Gemüsesticks oder fettarme Milchprodukte als Zwischenmahlzeiten. Vollwertige Getreideprodukte sind wegen des Sättigungsgrades zu empfehlen. Sie halten ihren Blutzuckerspiegel konstant (siehe Kapitel 6).

Einige Beispiele:

Bananen-Shake (2 Fettpunkte)
1 kleine Banane, 150 g Joghurt 0,1 %, 50 g Kefir, Honig nach Geschmack, kräftig mixen.
(Obst beliebig austauschbar, z. B. Erdbeeren, Himbeeren, Heidelbeeren)

Rohkost mit Kräuterquark-Dip (5 Fettpunkte)
Möhrenstifte, Gurkenscheiben, Champignonstücke, Kirschtomaten, Staudensellerie, 100 g Kräuterquark 5 %

Variante:
Rohkost mit Kräuterquark-Dip (2,5 Fettpunkte)
Möhrenstifte, Gurkenscheiben, Champignonstücke, Kirschtomaten, Staudensellerie, 50 g Kräuterquark 5 %, 50 g Magerquark

Variante:
Rohkost mit Kräuterquark-Dip (2,2 Fettpunkte)
Möhrenstifte, Gurkenscheiben, Champignonstücke, Kirschtomaten, Staudensellerie, 100 g Kräuterquark 2,2 %

KAPITEL 11

Sie haben die Wahl! Rezeptvorschläge

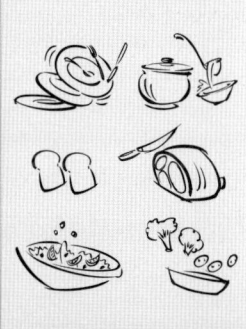

Sie haben die Wahl! Rezeptvorschläge

Mengenangabe für 4 Personen,
die Fettberechnung (Fettpunkte) bezieht sich
immer auf 1 Person.

- 1 **Fettpunkt**
- ½ **Fettpunkt**

Suppen

Pilzsüppchen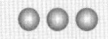

400 g Champignons, 400 ml Brühe, 400 ml Milch 1,5 %, ½ EL Olivenöl, Salz, Pfeffer

Pilze klein schneiden, mit Olivenöl in einem Topf anschwitzen. Mit der Brühe und Milch ablöschen und ca. 10 Min. köcheln lassen. Die Suppe pürieren und mit Salz und Pfeffer abschmecken.

Zucchini-Möhrensuppe

1 kleine Zwiebel, 200 g Möhren ,150 g Zucchini, 20 g Lachsschinken, 1 l Gemüsebrühe, 40 g Suppennudeln, 1 fettreduziertes Würstchen (50 g), Salz, Pfeffer, etwas Schnittlauch

Gemüse klein schneiden. Zwiebel würfeln. Schinken würfeln und in einem kleinen, beschichteten Topf ohne Öl anbraten, herausnehmen. Zwiebel und Gemüse kurz andünsten. Mit Brühe ablöschen, aufkochen. Nudeln zugeben und alles ca. 8 Min. garen. Würstchen in Scheiben schneiden, mit dem Schinken in die Suppe geben. Abschmecken, mit Schnittlauchröllchen bestreuen.

Gemüsesuppe

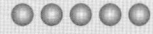

400 g Gemüse (Blumenkohl, Brokkoli, Karotten, Zucchini, Lauch, Rote Bete) oder Tk, 400 ml Brühe, 400 ml Milch, Salz, Pfeffer

Brühe mit der Milch zusammen aufkochen. Fingerdick geschnittenes Gemüse hinzugeben, 10 Min. köcheln lassen. Die Suppe pürieren und mit Salz und Pfeffer abschmecken.

Gemüsealternative: 1 Beutel tiefgefrorenes Suppengemüse

Kartoffel-Erbsen-Eintopf

1 kleine Zwiebel, 1 Knoblauchzehe, 200 g Kartoffeln, 1 Kohlrabi, ½ TL Öl, 750 ml Gemüsebrühe, 200 g Kochschinken, 40 g TK-Erbsen, 2 EL Joghurt 0,1 %, evtl. Kresse

Zwiebel und Knoblauch würfeln, Kartoffeln und Kohlrabi in Stücke schneiden. Zwiebel und Knoblauch in Öl andünsten. Kartoffeln und Kohlrabi zufügen, mitbraten. Brühe abgießen, aufkochen. Ca. 15 Min. köcheln. Topf vom Herd nehmen, Hälfte der Zutaten herausnehmen und beiseite stellen. Restliche Zutaten im Topf fein pürieren. Schinken in Streifen schneiden und mit Erbsen und Gemüsestücken in den Topf geben und ca. 5 Min. kochen. Eintopf mit Joghurt und evtl. Kresse garnieren.

Kohlsuppe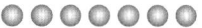

1 kleiner Kopf Weißkraut (ca. 500 g), 2 rote Paprikaschoten, 1 Petersilienwurzel, 1 Zwiebel, 2 Knoblauchzehen, 2 EL Öl, Salz, Pfeffer, 1/2 TL Kümmel, 1 Lorbeerblatt, 1 l Gemüsebrühe, 1 EL Senf, 4 EL Dosenmilch 7,5 %

Äußere Blätter vom Kohl entfernen, Kohl längs vierteln, Strunk abschneiden, Kohl in Streifen schneiden. Paprika klein schneiden. Petersiliewurzel schälen, würfeln. Zwiebel und Knoblauch hacken. Zwiebel im heißen Öl glasig dünsten. Gemüse, Knoblauch hinzufügen, 3 Min. anbraten. Mit Salz und Pfeffer würzen, Kümmel und Lorbeerblatt zugeben. Brühe angießen, aufkochen, zugedeckt 15 Min. köcheln. Senf und Dosenmilch einrühren, abschmecken. Nach Wunsch mit Petersilie garnieren.

Steckrübensuppe mit Grießklößchen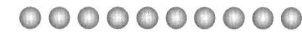

Für die Suppe:
1 Bund Suppengemüse, 2 Zwiebeln, 500 g Steckrübe, 1 EL Butter, 1 l Gemüsebrühe, 200 ml Milch 1,5 %

Für die Klößchen:
1 Bund Petersilie, 1 EL Halbfett-Butter, 125 ml Milch 1,5 %, Salz, Pfeffer, Muskatnuss, 65 g Weizengrieß, 1 Ei

150 ml Creme fine 15 %, 1 Beet Kresse

Suppengemüse klein schneiden. Zwiebeln und Steckrübe würfeln. Gemüse in Butter einige Min. dünsten. Mit Brühe und Milch ablöschen. 30 Min. im geschlossenen Topf bei mittlerer Hitze garen.

Für die Klößchen die Petersilie fein hacken. Butter mit Milch und Gewürzen aufkochen. Grieß einrühren, einmal aufkochen, abkühlen lassen.

Ei mit der Petersilie verquirlen, unter den abgekühlten Grieß rühren. Mit zwei angefeuchteten Teelöffeln Klöße aus der Masse stechen. Suppe fein pürieren, Klößchen zugeben und 8 Min. bei schwacher Hitze darin ziehen lassen.

Creme fine unterheben. Kresse mit einer Schere vom Beet schneiden und die Suppe damit anrichten.

Linsensuppe

2 Stangen Lauch, 2 große Möhren, 2 große Kartoffeln, ¹/₂ TL Olivenöl, 500 kleine braune Linsen, 2 l Gemüsebrühe, 1 TL Pfeffer, 5 EL Schnittlauchröllchen

Lauch und Möhren in Scheiben schneiden. Geschälte Kartoffeln würfeln. Lauch mit dem Öl anbraten. Möhren und Kartoffeln hinzufügen. Gemüsebrühe aufgießen und aufkochen. Rote Linsen dazugeben. Ca. 20 Min. köcheln. Mit Pfeffer würzen. Auf die Teller verteilen und mit Schnittlauchröllchen garnieren.

Erbsensuppe mit Würstchen

4 Geflügelwürstchen à 50 g, 2 Stangen Lauch, 2 große Möhren, 2 große Kartoffeln, ¹/₂ TL Olivenöl, 500 geschälte Erbsen, 2 l Gemüsebrühe, 1 TL Pfeffer, 5 EL Schnittlauchröllchen

Lauch und Möhren in Scheiben schneiden. Geschälte Kartoffeln würfeln. Lauch mit dem Öl anbraten. Möhren und Kartoffeln hinzufügen. Gemüsebrühe aufgießen und aufkochen. Erbsen dazugeben. Mit Pfeffer würzen. Im Schnellkochtopf ca. 40 Min. kochen. Wenn Sie die Erbsen wie angegeben über Nacht in Wasser einweichen, verringert sich die Kochzeit. Würstchen in der Suppe erhitzen. Auf die Teller verteilen und mit Schnittlauchröllchen garnieren.

Salatdressings

Standardsalatsoße

1 kleine Zwiebel, ¹/₂ TL Senf, 1 TL Zucker, 1 EL Schnittlauch, 1 Päckchen Maggi, Italienische Gewürzmischung, 1 Becher saure Sahne 10 %, 1 TL Pfeffer

Alle Zutaten zu einer Soße verrühren. Geeignet für alle Salate außer Blattsalate.

Standardsalatsoße für Blattsalate ○○○○○

Zutaten wie bei Standardsalatsoße
Zuzüglich 1 EL Olivenöl

Alle Zutaten zu einer Soße verrühren.

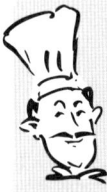

Joghurtsalatsoße ○

250 g Joghurt 0,1 %, Wasser nach Bedarf, ½ TL Olivenöl,
1–2 Knoblauchzehen, 1 Zwiebel, Saft einer halben Zitrone, 1 Päck-
chen Maggi, Italienische Gewürzmischung oder einfach 10 Spritzer
Maggi, 1 EL frische Kräuter nach Wahl, 1 TL Pfeffer

Alle Zutaten zu einer Soße verrühren. Geeignet für alle Salate.

Nachfolgend finden Sie leckere Varianten, die Sie je nach
Verwendung gerne noch mehr entfetten können.

Kräuter-Soße ○○○○○○

1 Bund glatte Petersilie, 1 Bund Schnittlauch, 2 EL Weißwein-Essig, 1 TL Dijon-
Senf, Salz, Pfeffer, Zucker, 2 EL Rapsöl

Kräuter fein hacken. Essig und Senf verrühren. Mit Salz, Pfeffer und Zucker würzen. Öl nach und nach unterrühren. Kräuter unterheben. Passt gut zu grünem oder gemischtem Salat.

Kürbiskern-Vinaigrette ○○○○○○○○

2 EL Kürbiskerne, 1 TL mittelscharfer Senf, Salz, Pfeffer, 1 EL Kürbiskernöl, 1 EL
Olivenöl

Kürbiskerne rösten, Essig und Senf verrühren. Mit Salz und Pfeffer würzen. Öle nach und nach unterrühren. Kürbiskerne hacken und unterrühren. Köstlich zu Feld- oder Spinatsalat.

Kartoffel-Soße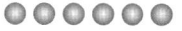

1 mittelgroße Kartoffel, 1 Schalotte, 3 Stiele Petersilie, 3 EL Weißwein-Essig, Salz, Pfeffer, 2 EL Keimöl

Kartoffel kochen, pellen und auskühlen lassen. Schalotte fein würfeln. Petersilie hacken. Kartoffel durch eine Presse drücken. Mit Schalotte, Petersilie und Essig verrühren. Mit Salz und Pfeffer würzen. Öl unterrühren. Schmeckt gut zu Rucola und Blattsalaten mit Meeresfrüchten.

Tomaten-Soße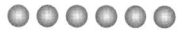

2 Tomaten, 3 Stiele Basilikum, 3 EL Weißwein-Essig, Salz, Pfeffer, 3 EL Olivenöl

Tomaten überbrühen, abschrecken, häuten, vierteln und entkernen. Fruchtfleisch klein würfeln. Basilikum in feine Streifen schneiden. Essig mit Salz und Pfeffer würzen. Öl unterrühren. Basilikum und Tomatenwürfel zufügen. Ideal zu Blattsalaten mit Fisch.

 # Knoblauch-Soße

2 Knoblauchzehen, 1 EL Thymian, 2 EL Weißwein-Essig, Salz, Pfeffer, 2 EL Olivenöl

Knoblauch schälen und fein hacken. Thymian-Blättchen hacken. Beides mit Essig verrühren. Mit Salz und Pfeffer würzen. Öl unterrühren. Sehr lecker zu mediterranen Salaten, Römersalat, Tomaten oder Rucola.

Paprika-Marinade ○○○○○○

1 Knoblauchzehe, 1 kleine Zwiebel, 1 rote Paprikaschote, 3 EL Sherry-Essig, 2 EL Olivenöl, Salz, Pfeffer, Edelsüß-Paprika

Knoblauch und Zwiebel schälen und fein hacken. Paprika würfeln. Knoblauch, Zwiebel und Paprika mit Essig verrühren. Öl unterrühren. Mit Salz, Pfeffer und Paprikapulver würzen. Passt gut zu gemischten Salaten mit Getreide oder Reis, aber auch zu Blattsalaten.

Apfel-Marinade ○○○○

3 EL Apfel-Essig, 2 EL Apfelsaft, 1 TL Honig, Salz, Pfeffer, 1 EL Olivenöl, 1 kleiner Apfel

Essig, Apfelsaft und Honig verrühren. Mit Salz und Pfeffer würzen. Öl zufügen. Apfel fein würfeln, unterrühren. Ein Genuss zu Blattsalaten und Salaten mit Linsen oder Leber.

Curry-Soße ○○

1 rote Chilischote, 1 kleine Banane, 4 EL Zitronensaft, 100 g Joghurt, 50 g Buttermilch, Salz, Pfeffer, Curry

Chilischote putzen, entkernen, waschen und fein hacken. Banane schälen und zerdrücken. Beides mit Zitronensaft, Joghurt und Buttermilch verrühren. Mit Salz, Pfeffer und Curry würzen. Fein zu Salaten mit Geflügel oder Fisch.

Pesto-Dressing ○○○○○○○

2 EL fertiges Pesto (aus dem Glas), 150 g Saure Sahne, 4 EL Milch, Salz, Pfeffer

Pesto, Saure Sahne und Milch glatt rühren. Mit Salz und Pfeffer würzen. Prima zu Kartoffel- und Nudelsalaten.

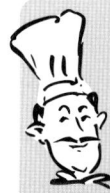

Asia-Marinade

2 Frühlingszwiebeln, 5 EL Tomatenketchup, 5 EL Ananassaft, 3 EL Reis-Essig, etwas Sambal Oelek, Salz, Pfeffer

Frühlingszwiebeln putzen in feine Ringe schneiden. Mit Ketchup, Ananassaft und Reis-Essig verrühren. Mit Sambal Oelek, Salz und Pfeffer abschmecken. Raffiniert zu Reis- oder asiatischen Nudelsalaten.

Meerrettich-Creme

2 EL Meerrettich (Glas), 2 EL Apfelmus (Glas), 50 g Saure Sahne, 100 g Dickmilch, Salz, Pfeffer, 1 Prise Zucker

Meerrettich, Apfelmus, Saure Sahne und Dickmilch glatt rühren. Mit Salz, Pfeffer und Zucker würzen. Passt gut zu Gemüsesalaten mit Fleisch.

Schafskäse-Dressing

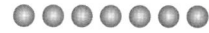

100 g Schafskäse leicht 9 %, 100 g Joghurt, Salz, Pfeffer, 50 g schwarze Oliven (ohne Stein), 1 EL Thymian

Schafskäse mit einer Gabel zerdrücken. Mit Joghurt verrühren. Mit Salz und Pfeffer abschmecken. Oliven hacken, Oliven und Thymian unterheben. Passt gut zu Salaten mit Tomaten, Gurken und Zwiebeln.

Salate

Brokkolisalat ◉◉◉◦

1 kg Brokkoli, Salzwasser, 200 g gekochten Schinken, 1 Apfel, 1 kleine Dose Mais, 1 rote Paprika, 250 g Joghurt, 1 TL Senf, 2 EL Miracel Whip balance, Salz, Pfeffer, Worchestersauce

Brokkoli putzen, waschen und in Röschen teilen. In wenig Salzwasser in etwa 15–20 Min. garen und abkühlen lassen. Schinken würfeln. Apfel würfeln. Mais abtropfen lassen. Paprika würfeln.

Aus Joghurt, Senf, Miracel Whip balance, Salz, Pfeffer und Worchestersauce eine Soße herstellen. Alle Zutaten miteinander vermengen und durchziehen lassen.

Griechischer Bauernsalat ◉◉◉◉◉◉◉◉◉◦

4 Tomaten, 1 kleine Salatgurke, 1 grüne Paprikaschote, 1 rote Zwiebel, 1–2 Knoblauchzehen, 3 EL Kräuteressig, Salz, Pfeffer, 1/2 TL getrockneter Oregano, 1 EL kaltgepresstes Olivenöl, 150 g Schafskäse, leicht 9 %, 1 EL Oliven ohne Stein

Tomaten achteln und dabei die Stielansätze ausschneiden. Gurke in Scheiben schneiden. Paprikaschote in Streifen schneiden. Zwiebel in feine Ringe schneiden, Knoblauch klein würfeln.

Essig mit Salz, Pfeffer, Oregano und Öl verrühren. Alle vorbereiteten Salatzutaten mit der Soße mischen und den Bauernsalat anrichten.

Schafskäse zerbröckeln, mit Oliven über den Salat streuen.

Hähnchensalat mit Kiwis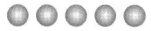

*4 Hähnchenbrustfilets ohne Haut (je 150 g), Salz, weißer Pfeffer, 1 EL Oliven-
öl, 2 Stangen Staudensellerie, 200 g Kirschtomaten, 3 Kiwis, 2 Karambolen
(Sternfrucht), 1 EL Zitronensaft, 1 EL flüssiger Honig, 2 EL Essig oder Gemüsebrühe, 100 g Magerquark, 100 g Joghurt 0,1 %, ¹/₂ TL Rosenpaprikapulver, 200 g
körnig gekochter Langkornreis*

Hähnchenbrustfilets mit etwas Salz und Pfeffer einreiben. Das Öl erhitzen,
das Fleisch darin von allen Seiten 6–8 Min. braten, in Folie wickeln und etwas
durchziehen lassen.
Sellerie waschen, grüne Blätter entfernen, Selleriestangen in kleine Stücke
schneiden. Kirschtomaten waschen und halbieren. Kiwis schälen, halbieren
und in Scheiben schneiden. Die Karambolen waschen und in Sterne schneiden.
Zitronensaft erhitzen, Honig darin auflösen und mit Essig, dem Quark und
dem Paprikapulver verrühren. Soße mit etwas Salz abschmecken.
Filets in Streifen schneiden und mit dem Reis, den Früchten, den Tomaten
und dem Sellerie unter die Soße heben.

Hähnchen-Curry Salat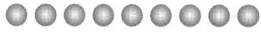

400 g Hühnerbrust, etwas Salz, 1 EL Olivenöl, 150 g Ananas, 150 g Äpfel, 50 g
Joghurt-Salatcreme, 50 g Joghurt 0,1 %, 1 TL Curry, Salz, Pfeffer, 2 EL Sahne

Hühnerfleisch in kleine Würfel schneiden, salzen und in Öl anbraten. Abkühlen lassen. Ananas schälen und mit Äpfel in kleine Stücke schneiden.
Salatcreme, Joghurt und Curry verrühren. Restliche Zutaten dazugeben. Würzen, geschlagene Sahne unterheben. Kalt stellen.

Für eine Person:
Hähnchenbrustsalat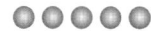

100 g Hähnchenbrustfilet in 500 ml heißer Instantbrühe 5–7 Min. gar ziehen
lassen.

Aus 1 EL Saure Sahne 10 %, 2 EL Joghurt, Currypulver, Salz, Pfeffer, Zitronen-saft und Dill eine Soße rühren. 2 Scheiben Ananas (aus der Dose) in Stücke schneiden. Hähnchenfilet in Scheiben schneiden. Alles mischen. 1 Scheibe Vollkornbrot dazu.

Kartoffel-Salat ○○○○○

800 g Kartoffeln, 1 Zwiebel, 2 EL Olivenöl, 250 ml Gemüsebrühe, 1/2 Bd. Radies-chen, 4 EL Essig, Salz, Pfeffer, 2 EL Schnittlauchröllchen

Kartoffeln schälen, in dünne Scheiben schneiden. Zwiebel fein würfeln. Bei-des in 1 EL heißem Öl anbraten. Brühe angießen, aufkochen. Zugedeckt ca. 10 Min. köcheln lassen. Radieschen in feine Scheiben schneiden. Kartoffeln mit Brühe in eine Schüssel umfüllen. Essig, Salz, Pfeffer, 1 EL Öl zugeben, Ra-dieschen untermischen, 20 Min. ziehen lassen. Schnittlauchröllchen unterhe-ben.

Kartoffel-Thunfisch-Salat mit Rucola ○○○○○○○○

500 g fest kochende Kartoffeln, Gemüsebrühe, 300 g Vollmilch-Joghurt 3,5 %, 4 EL Salatcreme (16 % Fett), Salz, Pfeffer, 12 Lauchzwiebeln, 120 g Kirschtomaten, 80 g Rucola, 120 g Thun-fisch naturell (Dose), 3 Stiele Petersilie

Kartoffeln mit Schale in Gemüsebrühe ca. 20 Min. garen, abgießen und pellen, in Scheiben schneiden. Joghurt und Salatcreme verrühren. Mit Salz und Pfeffer würzen. Lauchzwiebeln in Ringe schneiden. Tomaten halbieren. Rucola klein schneiden. Thunfisch abtropfen lassen und in Stücke teilen. Petersilie hacken. Alle Zutaten zur Joghurt-Salatcreme geben. Nochmals mit Salz und Pfeffer abschmecken.

Für eine Person:
Lauchsalat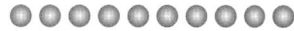

1 kleine Stange Lauch , 1 hartgekochtes Ei, 2 EL Mais, 2 EL Ananas ungezuckert aus der Dose, 2 EL Saure Sahne, Salz und Pfeffer

Lauch klein schneiden, Ei würfeln, Ananas würfeln. Alle Zutaten mit der Sauren Sahne mischen. Mit Salz und Pfeffer würzen.

Vom Schwein

Schinken-Nudeln mit Erbsen

450 g Penne, Salzwasser, 2 Möhren, 1 EL Olivenöl, 1 Knoblauchzehe, 1 Zwiebel, 150 g TK-Erbsen, 100 ml Gemüsebrühe, Pfeffer, 300 g Kochschinken

Nudeln in reichlich sprudelndem Salzwasser bissfest garen.
Möhren schälen und in dünne Scheiben schneiden. In 1 EL heißem Öl 5 Min. dünsten. Knoblauch und Zwiebel fein würfeln, dazu geben und goldgelb anbraten. Erbsen hinzufügen. Gemüsebrühe angießen und zugedeckt 6–8 Min. dünsten. Mit Salz und Pfeffer würzen.
Schinken in Stücke schneiden, in einer heißen Pfanne ohne Öl anbraten. Mit den Nudeln und dem Gemüse mischen.

Quark-Plinsen zu Kräutercreme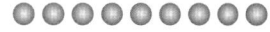

3 Eier, 500 g Magerquark, Salz, 120 g Mehl, 1 TL Backpulver, 200 g TK-Erbsen, 200 g Möhren, Salz, Pfeffer, 1 TL Olivenöl, 3 Stiele Dill, 100 g Kochschinken

Eier, 400 g Quark, Salz, Mehl und Backpulver verrühren. Quellen lassen. Erbsen auftauen. Möhren fein raspeln, Erbsen und Möhren unter den Teig heben. Aus dem Teig im heißen Öl unter Wenden Plinsen braten.
Dill hacken und mit 100 g Quark pürieren, mit Salz und Pfeffer würzen. Mit Schinkenstreifen und Quark servieren.

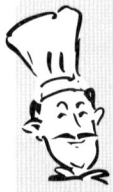

Griechische Reispfanne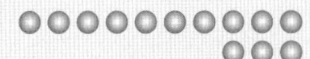

500 g Schweinelende, 2 mittelgroße Zwiebeln, 2 Knoblauchzehen, 1 EL Olivenöl, Gemüsebrühe, 3 EL Tomatenmark, 250 g Reis, 1 grüne Paprika, 1 gelbe Paprika, 1 Dose Tomatenstücke, 150 g Schafskäse, leicht 9 %, Salz und Pfeffer, Petersilie, 500 g Joghurt 0,1 %

Zwiebeln würfeln, Knoblauch fein hacken. Beides in Öl anbraten. Schweinefleisch in Würfel schneiden, zufügen und mitbraten. Gemüsebrühe zugießen und zum Kochen bringen. Tomatenmark hinzufügen und 30 Min. kochen (nach ca. 25 Min. Paprika zugeben). Reis zugeben und 20 Min. quellen lassen. Tomaten zufügen und heiß werden lassen. Schafskäse in kleine Würfel schneiden. Petersilie fein hacken und zu der Reispfanne geben. Mit Joghurt servieren.

Kuba-Pfanne »süß-sauer« ○○○○○○○○○○

500 g Schweineschnitzel, je 1 grüne Zucchini, 1 gelbe Zucchini, 1 rote Zwiebel, 4 Frühlingszwiebeln, 1 Banane, 1 EL Olivenöl, 200 ml Kokosmilch, 300 ml Gemüsebrühe, Salz, 1 TL Curry, 1/2 TL Paprikapulver edelsüß, Pfeffer

Fleisch, Gemüse und Banane klein schneiden. Fleisch im Öl anbraten. Gemüse zufügen, kurz anbraten. Kokosmilch und Brühe angießen, etwa 10 Min. kochen lassen. Gewürze zufügen. Banane darin erwärmen.

Schweinefilet asiatisch ○○○○○○○○

600 g Schweinefilet, 1 walnussgroßes Stück Ingwer, 6–8 EL Sojasoße 2 EL Zitronensaft, 1 Prise Zucker, 300 g Austernpilze, 1 Zwiebel, 2 Knoblauchzehen, 250 g Langkornreis, Salzwasser, 2 EL Öl, 1 Bund Schnittlauch

Filet in 1/2 cm dicke Scheiben schneiden. Ingwer schälen, fein reiben, mit 4 EL Sojasoße, Zitronensaft und 1 Prise Zucker verrühren. Das Fleisch darin marinieren und beiseite stellen.

Inzwischen Austernpilze putzen. Zwiebel in Spalten teilen. Knoblauch fein würfeln oder pressen. Reis nach Packungsangabe in Salzwasser gar kochen. 1 EL Öl in einer großen Pfanne erhitzen. Fleisch darin portionsweise auf jeder Seite 1–2 Min. braten, herausnehmen. Übriges Öl erhitzen, Zwiebel und Knoblauch andünsten. Pilze zugeben und 2 Min. mitbraten. Fleisch wieder in die Pfanne geben, mit übriger Sojasoße ablöschen. Schnittlauch in Röllchen schneiden. Die Fleisch-Pilz-Pfanne mit dem abgetropften Reis anrichten. Mit Schnittlauch bestreuen.

Schweine-Pilz-Ragout mit Kartoffelpüree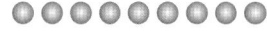

4 Zwiebel, 2 EL Öl, 12 Lauchzwiebeln, je 400 g Champignons und Shitake-Pilze, 4 Schweineschnitzel (je 100 g), Salz, Pfeffer, 300 ml Wasser, frischen Majoran, 2 EL Speisestärke
400 ml Milch 1,5 %, 4 Beutel Kartoffelpüree

Zwiebel in Ringe schneiden, in Öl anbraten, herausnehmen. Lauchzwiebeln in Ringe, Pilze in Scheiben schneiden. Fleisch klein schneiden, in ÖL anbraten. Pilze und Lauchzwiebeln zugeben, anbraten. Würzen. Mit 300 ml Wasser ablöschen. 5 Min. schmoren. Majoran zugeben. Ragout mit Stärke binden. Milch aufkochen, Püreeflocken einrühren. Alles anrichten.

 *Gemüsereis mit Leber* ○○○○○○○○○●●
○○○

200 g Langkornreis, Salzwasser, 300 g Möhren, 300 g Rosenkohl, 300 ml Gemüsebrühe, Muskatnuss, 2 Stiele Petersilie,1 hart gekochtes Ei, 60 g geriebenen Käse 20 % i. Tr.
8 Scheiben Leber je 80 g, 1 EL Olivenöl, Salz und Pfeffer

Reis in Salzwasser 20 Min. garen. Möhren in Streifen schneiden. Rosenkohl vierteln, Gemüse in Öl dünsten. Brühe angießen, 7 Min. garen, würzen. Reis abgießen, zum Gemüse geben. Petersilie hacken. Ei in Scheiben schneiden. Alles anrichten und mit Käse bestreuen.
Pfanne erhitzen, die Leberscheiben in Öl darin anbraten, ca. 2 Min. auf beiden Seiten, würzen.

Zucchini-Auflauf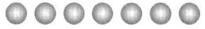

2 Zwiebeln, 750 g Zucchini, 750 g Tomaten, 200 g Kochschinken, 2 Knoblauch-
zehen, 250 ml Milch, 1 Ei, Salz, Pfeffer, Muskatnuss, 2 Scheiben Schmelzkäse,
leicht

Zwiebeln schälen und in Ringe schneiden. Zucchini und Tomaten putzen,
abbrausen und in Scheiben schneiden. Zucchini, Tomaten, Zwiebeln, Kochschinken (bis auf 2 Scheiben) in eine Auflaufform einschichten. Restliche
Kochschinken in Streifen schneiden und auf den Auflauf streuen. Knoblauch
schälen und fein hacken. Backofen auf 175 °C vorheizen. Milch, Ei und Knoblauch verquirlen und mit Salz, Pfeffer und Muskat pikant abschmecken. Käse
würfeln und auf dem Auflauf verteilen. Eiermilch darüber gießen und ca.
40 Min. backen. Nach Belieben mit Basilikumblättchen garnieren.

Vom Schwein und Rind

Kartoffel-Gulasch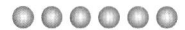

500 g gemischtes mageres Gulasch, 1 EL Öl
1 Bund Lauchzwiebeln, 1 rote Chilischote, 1 EL Mehl, 2 kleine Lorbeerblätter,
Salz, Pfeffer, 1/2 l Gemüsebrühe, 1 Glas (720 ml) Kürbis, 2 Möhren, 500 g Kar-
toffeln

Gulaschfleisch evtl. etwas kleiner schneiden. Öl in einem Topf erhitzen, das
Fleisch darin anbraten.
Lauchzwiebeln, bis auf etwas Grün, in Ringe schneiden. Chilischote längs ein-
ritzen und die Kerne entfernen. Schote in Ringe schneiden. Gulasch mit Mehl
bestäuben. Lauchzwiebeln, Chili und Lorbeerblätter zufügen. Mit Salz und
Pfeffer würzen. Brühe zugießen, aufkochen und ca. 1 1/4 Stunden garen. Kürbis
abtropfen lassen. Möhren in Scheiben schneiden. Kartoffeln schälen und würfeln. Möhren und Kartoffeln ca. 20 Min., Kürbis ca. 10 Min. vor Ende der Garzeit zum Fleisch geben. Restliches Lauchzwiebel-Grün in Ringe schneiden und
kurz mitgaren. Gulasch nochmals abschmecken.

Vom Rind

Rumpsteak mit Steakbutter   ● ● ● ● ● ● ● ●

1 EL weiche Halbfettbutter, ¹/₂ TL Tomatenmark, Salz, Steakpfeffer, ca. ¹/₂ TL Chilipulver, ¹/₂ TL Zitronensaft, Pergamentpapier
4 Rumpsteaks (à 150 g), Salz, Pfeffer, 2–3 mittelgroße Tomaten

Butter und Tomatenmark verkneten. Mit Salz, Pfeffer, Chilipulver und Zitronensaft würzen. Butter auf ein Stück Pergamentpapier geben. Zu einer Rolle von ca. 3 cm ø formen. 1 Stunde kalt stellen.
Steaks mit Salz und Pfeffer würzen. Von jeder Seite 3–5 Min. grillen. Tomaten waschen und halbieren. Auf dem Grill 2–3 Min. grillen, würzen. Butter in Scheiben schneiden und auf die Steaks setzen. Tomaten dazu reichen.

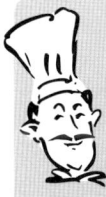

Rindergeschnetzeltes   ● ● ● ● ● ● ● ●

500 g Rinderfleisch aus der Hüfte, 2 Limetten, 1 walnussgroßes Stück Ingwer, 2 EL Olivenöl, 500 g Kürbisfruchtfleisch (Dose), 2 rote Paprikaschoten, 2 Stangen Porree, 1 Knoblauchzehe, 100 g Sprossen, Sojasoße nach Geschmack, Pfeffer

Fleisch klein schneiden. Limetten heiß waschen, Schale abreiben. Ingwer schälen, hacken. 1 EL Öl, Limettenschale und Ingwer verrühren. Das Fleisch damit einreiben, ca. 15 Min. marinieren.
Kürbis abtropfen lassen, klein schneiden. Paprika in Streifen schneiden. Porree in Ringe scheiden. Das Fleisch in 1 EL Öl anbraten, Knoblauch dazu pressen. Herausnehmen, warm halten. Gemüse zugeben, ca. 3 Min. braten. Fleisch und Sprossen zufügen, alles mit etwas Sojasoße und Pfeffer abschmecken.

Rindergulasch mit Wildreis ●●

500 g Rindergulasch aus der Hüfte, 400 g Zwiebeln, 100 ml Brühe
200 g Wildreis, Salzwasser
100 g Karotten frisch oder TK, Salzwasser, 1 TL Halbfettbutter, 1/2 TL Salz, Pfeffer

Fleisch und Zwiebeln ohne Öl anbraten, mit Salz und Pfeffer würzen, mit Brühe ablöschen und mit Deckel ca. 1 Stunde bei 180 °C im Ofen schmoren lassen.
Wildreis in Salzwasser kochen. Karotten in Stifte schneiden, mit Halbfettbutter im Salzwasser weich dünsten.

Rindergulasch mit Gemüse ●●●●●

750 g mageres Rindergulasch aus der Hüfte, 1 EL Olivenöl
1 Bund Lauchzwiebeln, 1 EL Mehl, Salz, Pfeffer, 1/2 l Gemüsebrühe, 4 Möhren,
500 g Kartoffeln

Topf erhitzen das Fleisch ohne Öl darin anbraten. Gulasch mit Mehl bestäuben, Lauchzwiebeln in Ringe schneiden und hinzufügen, mit Salz und Pfeffer würzen. Brühe zugießen, aufkochen und ca. 1¼ Stunden garen. Möhren in Scheiben schneiden. Kartoffeln schälen und würfeln. Möhren und Kartoffeln ca. 20 Min. zum Fleisch geben.

Griechischer Kartoffel-Auflauf ●●●●●●●●●

750 g Kartoffeln, Salzwasser, 150 g grüne Bohnen, Salzwasser, 200 g Zucchini,
1 rote Paprikaschote, 2 Tomaten, 2 Knoblauchzehen, 2 EL Olivenöl, Salz, Pfeffer, getrockneter Rosmarin
250 g Tartar, 1 EL Tomatenmark, 1 gestrichener EL Mehl, Salz und Pfeffer,
250 ml Gemüsebrühe, 75 g Schafskäse leicht (8 % Fett)

Pellkartoffeln ca. 20 Min. kochen. Abgießen, kalt abschrecken und pellen. Bohnen in Stücke schneiden, in kochendem Salzwasser ca. 20 Min. garen, ab-

 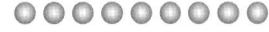

tropfen lassen. Zucchini in dünne Scheiben, Paprika und Tomaten in Stücke schneiden. Knoblauch durch eine Knoblauchpresse drücken. 1 EL Öl in Pfanne erhitzen. Zucchini, Paprika und Knoblauch darin andünsten. Mit Salz, Pfeffer und Rosmarin würzen. Gemüse herausnehmen.

Rinderhack in der Pfanne mit 1 EL Öl ca. 7 Min. braten. Tomatenmark unterrühren, mit Mehl bestäuben. Mit Salz und Pfeffer würzen. Mit Brühe ablöschen, Gemüse zufügen, 5 Min. köcheln.

Kartoffeln in Scheiben schneiden. Vorbereitete Hackpfanne und Bohnen mischen. Alles in eine Auflaufform füllen. Schafskäse fein würfeln und darüber streuen. Im vorgeheizten Backofen bei 200 °C (Gas: Stufe 3/Umluft: 175 °C) ca. 15 Min. überbacken.

Geflügel

Putenstreifen mit Fladenbrot ◑ ◑ ◑ ◔

400 g Putenschnitzel, 4 kleine Paprikaschoten, 20 Radieschen, 2 Schälchen Kresse, 1 EL Öl, Salz, Pfeffer, 4 EL Asiasoße, 1 Fladenbrot, 8 Salatblätter

Putenschnitzel in Streifen schneiden. Paprika in Stücke schneiden, Radieschen in Scheiben schneiden. Putenstreifen und Paprika in heißem Öl anbraten. Mit Salz und Pfeffer würzen. Asiasoße unterrühren.

Fladenbrot vierteln, aufschneiden. Brote mit Salatblättern belegen. Radieschenscheiben und Kresse kurz unter das Geschnetzelte heben und auf die vorbereiteten Fladenbrote verteilen.

Hähnchenbrustfilet mit Nektarinen-Sauce ◑ ◑ ◑ ◑ ◔

4 Hähnchenbrustfilet à 150 g, 3 EL Sojasoße, 2 EL flüssiger Honig, 750 g Nektarinen, 3 Lauchzwiebeln, 1 kleine rote Paprikaschote, 1 Stück Ingwer walnussgroß, 2 EL Weißweinessig, Salz,, 3 Stängel Basilikum, 1 EL Öl

Sojasoße mit 1 EL Honig verrühren, über das Hähnchenbrustfilet verteilen. Filet zugedeckt 2 Stunden im Kühlschrank ziehen lassen.

Inzwischen Nektarinen sehr klein würfeln. Lauchzwiebeln in feine Ringe schneiden. Paprika ganz fein würfeln. Ingwer schälen, fein raspeln. Übrigen Honig in einer Pfanne erwärmen. Nektarinen zugeben. Lauchzwiebeln und Paprika untermischen, 2 Min. bei kleiner Hitze unter Rühren dünsten. Mit Ingwer, Essig und Salz würzen. Basilikumblättchen fein hacken und untermischen.
Öl in einer Pfanne erhitzen, Hähnchenbrustfilet darin 4–5 Min. braten. Nektarinen-Soße auf dem Filet anrichten.

Oder daraus

Hähnchen-Spieße
mit Nektarinen-Salsa ○○○○○

600 g Hähnchenbrustfilet, 3 EL Sojasoße, 2 EL flüssiger Honig, 750 g Nektarinen, 3 Lauchzwiebeln, 1 kleine rote Paprikaschote, 1 walnussgroßes Stück Ingwer, 2 EL Weißweinessig, Salz, 3 Stiele Basilikum, 1 EL Öl
Holzspieße, Öl für die Spieße

Spieße einölen. Filet lang in hauchdünne Scheiben schneiden. Wellenförmig auf die Spieße stecken. Sojasoße mit 1 EL Honig verrühren, über den Spießen verteilen. Spieße zugedeckt 2 Stunden im Kühlschrank ziehen lassen.
Inzwischen Nektarinen sehr klein würfeln. Lauchzwiebeln in feine Ringe teilen. Paprika sehr fein würfeln. Ingwer durch die Knoblauchpresse drücken. Übrigen Honig in einer Pfanne erwärmen. Nektarinen zugeben. Lauchzwiebeln und Paprika untermischen, 2 Min. bei kleiner Hitze unter Rühren dünsten. Mit Ingwer, Essig, und Zucker würzen. Basilikumblättchen fein hacken und untermischen.
Öl in einer Pfanne erhitzen, Spieße darin rundum 4–5 Min. braten. Spieße mit Nektarinen-Salsa servieren.

Putenschnitzel in Senfsoße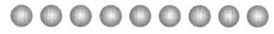

600 g Putenschnitzel, 1 EL Olivenöl, Salz und Pfeffer, 200 ml Hühnerbrühe,
200 g Dosenmilch 7,5 %, 1 EL scharfen Senf, ¹/₂ süßen Senf
250 g Basmati-Reis, ¹/₂ l Salzwasser

Putenfleisch in Streifen schneiden, Öl in der Pfanne erhitzen, Putengeschnetzeltes in 2 Portionen darin kräftig anbraten, herausnehmen. Brühe und Milch
ca. 3 Min. köcheln bis die Flüssigkeit cremig wird. Senf unterrühren und das
Putengeschnetzeltes hinzufügen.
Dazu nach Packungsanleitung gekochten Basmati-Reis servieren.

China-Pfanne mit Hähnchen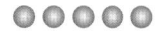

250 g Basmatireis, ¹/₂ l Salzwasser
2 Möhren, 3 Paprikaschoten, 250 g Champignons, 1 mittelgroße Zwiebel,
4 Hähnchenfilets (à 150 g), 1 EL Öl, 125 g Sprossen, 4 EL Sojasoße, 1–2 TL
Speisestärke, Salz und Pfeffer

Möhren in Scheiben, Paprika in Stücke schneiden. Pilze halbieren. Zwiebel
würfeln.
Fleisch in Streifen schneiden und im heißen Öl ca. 5 Min. braten. Gemüse und
Zwiebel 3 Min. mitbraten. Sprossen zum Fleisch hinzufügen. Sojasoße und
Stärke verrühren. Einrühren und kurz köcheln. Mit Salz und Pfeffer ab-
schmecken.
Dazu nach Packungsanleitung gekochten Basmati-Reis servieren.

Geflügel-Gyros mit
Paprika-Quark gefüllten Kartoffeln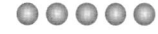

4 große Kartoffeln, Salzwasser
1 rote Paprikaschote, 1 Knoblauchzehe, 250 g Magerquark, 300 g Joghurt
0,1 %, Salz, Pfeffer
600 g Geflügelbrustfilet, 2 mittelgroße Zwiebeln, 1 Bund Lauchzwiebeln, 1 EL
Olivenöl, Gyrosgewürz

Kartoffel mit Schale in Salzwasser kochen. Paprika fein würfeln. Knoblauch durch ein Presse drücken oder würfeln. Quark und Joghurt verrühren. Paprika und Knoblauch unterrühren. Mit Salz und Pfeffer würzen.
Geflügelbrustfilet in Streifen schneiden. Zwiebeln in Streifen schneiden. Lauchzwiebeln in Ringe schneiden. Öl in einer großen Pfanne erhitzen. Geflügelfleisch ca. 5 Min. braten. Mit Gyrosgewürz würzen. Zwiebeln und Lauchzwiebeln kurz mitbraten. Alles noch mal würzen.
Kartoffeln evtl. schälen und kreuzweise leicht einschneiden. Mit Paprika-Quark füllen.

Basilikum Hähnchen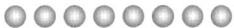

4 Hähnchenbrustfilets (à 150 g), 1 Packung Tomato al Gusto »Basilikum«, 50 ml Saure Sahne, Salz, weißer Pfeffer, 125 g Mozzarella leicht

Hähnchenbrustfilets in eine Auflaufform legen. Packungsinhalt Tomato al Gusto mit Saurer Sahne verrühren. Nach Geschmack mit Salz und Pfeffer würzen. Sauce über dem Fleisch verteilen. Mozzarella in Scheiben schneiden und darauf legen. Im vorgeheizten Backofen bei 200 °C (Gas: Stufe 3/Umluft: 175 °C) ca. 30 Min. garen.

Puten-Brokkoli-Pfanne
mit Mandeln und Sahnesoße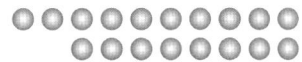

400 g Brokkoli, Salzwasser
500 g Putenbrust, 3 Tomaten, 2 rote Zwiebeln, 1 EL Zitronenessig, 3 EL Mandelblättchen, 1 EL Butterschmalz, Salz, Pfeffer, 100 ml Sahne, 100 g Saure Sahne, etwas glatte Petersilie

Brokkoli in Röschen teilen. Reichlich Wasser mit Salz zum kochen bringen und den Brokkoli darin ca. 5 Min. gar kochen. Abgießen und abtropfen lassen. Putenbrust würfeln und mit Essig beträufeln. Tomaten in Spalten schneiden. Zwiebeln in Spalten schneiden, Mandeln in einer Pfanne ohne Fett rösten. Herausnehmen. Butterschmalz in der Pfanne erhitzen, Fleisch darin anbraten. Salzen, pfeffern, herausnehmen und warm halten.

Gemüse in der Pfanne braten, mit Sahne ablöschen, abschmecken. Mandeln, saure Sahne, gehackte Petersilie darauf geben.

Mariniertes Putensteak mit Zwiebeln

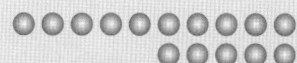

4 Putensteaks (à 150 g), 1 Bund Petersilie, 3 EL Öl, 4 EL Doppelkorn, 150 g rote Zwiebeln
4 Kartoffeln, Salzwasser, 200 g Saure Sahne, Salz, Pfeffer

Putensteaks in eine flache Schale legen. Petersilie hacken und mit Öl und Doppelkorn mischen, über das Fleisch gießen. Zugedeckt ca. 2 Std. kalt stellen. Zwiebeln in Scheiben schneiden.
Inzwischen Kartoffeln waschen und in kochendem Salzwasser ca. 20 Min. garen. Abtropfen lassen und in Alufolie wickeln. Kartoffeln auf einem heißen Grill ca. 15 Min. grillen, dabei mehrmals wenden. Ersatzweise im Ofen bei 200 °C (Gas: Stufe 3/Umluft: 175 °C) 20 Min. backen.
Sauerrahm mit Salz und Pfeffer würzen.
Putenfleisch aus der Marinade nehmen, auf jeder Seite 5–6 Min. im Backofen bei 220 °C grillen. Mehrmals mit der Marinade bestreichen. Kartoffeln aus der Folie wickeln, einmal längs einschneiden und Sauerrahm darauf geben. Steaks mit Salz und Pfeffer würzen.

Putenrolle mit Kräuterfüllung

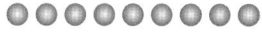

600 g Putenbrust, Salz, frisch gemahlener weißer Pfeffer, 1 Knoblauchzehe, 100 g Brotaufstrich mit Joghurt, abgeriebene Schale von 1 Zitrone, 4 EL gehackte gemischte Kräuter, Salz, Pfeffer, Alufolie

Putenbrust mit einem scharfen Messer etwa 1 cm dick flach aufschneiden, aber nicht durchschneiden, so dass man sie zusammenrollen kann. Fleisch von beiden Seiten salzen und pfeffern. Knoblauchzehe fein hacken. Mit Brotaufstrich, Zitronenschale und Kräutern verrühren, mit Salz und Pfeffer würzen. Die Masse gleichmäßig auf das Fleisch streichen und zusammenrollen. Die Putenrolle fest in Alufolie wickeln. Im vorgeheizten Backofen bei 200 °C etwa 65 Min. garen. Fleisch aus der Folie nehmen und in Scheiben schneiden. Den entstandenen Bratfond als Soße reichen. Dazu schmecken Bandnudeln.

Geflügel-Thai-Curry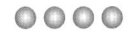

300 g Hähnchenfilet, ¹/₂ TL Öl, 400 g Paprika, 6 Lauchzwiebeln, 200 g Champignons, 100 ml Kondensmilch 7,5 %, 75 ml Wasser, 150 g grüne Bohnen (TK), Salzwasser, Salz, Curry, 1 Stiel Petersilie, 200 g Reis, Salzwasser

Reis ca. 20 Min. in Salzwasser kochen. Bohnen ca. 12 Min. in Salzwasser kochen.
Paprika und Lauchzwiebeln in Stücke schneiden. Pilze vierteln. Filet würfeln. Fleisch im Öl anbraten. Paprika, Lauchzwiebeln und Pilze zugeben, anbraten, würzen. Mit Kondensmilch und 75 ml Wasser ablöschen, aufkochen. Bohnen und Zwiebeln zugeben, ca. 5 Min. dünsten. Mit Salz und Curry würzen.
Reis abgießen, mit dem Ragout anrichten und mit gehackter Petersilie bestreuen.

REZEPT IM DEZEMBER
Tauschen Sie die fette Weihnachtsgans gegen diesen leckeren Putenbraten und Sie sparen 88 g Fett/pro Person!

Putenbraten ● ● ●

800 g Putenbrust, 1 TL Pfeffer, ¹/₂ TL Salz, 400 ml Wasser, 750 ml Gemüsebrühe, 200 g Kartoffeln, 1 Bund junge Möhren, 1 große Stange Porree

Putenbrust mit Pfeffer und Salz einreiben. Im vorgeheizten Backofen bei 175 °C 90 Min. braten. Ab und zu mit Brühe ablöschen, insgesamt mit 200 ml. Kartoffeln vierteln, Möhren und Porree in schräge Stücke schneiden. 45 Min. vor Ende der Garzeit zum Braten in die Fettpfanne legen und mitschmoren. Später restliche Brühe aufgießen. Braten mit dem Gemüse auf einer Platte anrichten.

Fisch

Kabeljau in Tomatensoße, scharf ●●●●●●●●●●

250 g kleine Champignons, 100 g Lachs-Schinken, 1 EL Olivenöl, Salz, Pfeffer,
1 Glas KNORR Spaghetteria Soße Peperoni, ¹/₄ TL getrockneter Rosmarin, 600 g
Kabeljaufilets

Champignons putzen und halbieren. Schinken in Scheiben schneiden. Pilze in
einer Pfanne im heißen Olivenöl braten, salzen, pfeffern und herausnehmen.
Schinken im restlichen Bratfett knusprig braten und herausnehmen. Spaghet-
teria Soße Peperoni in die Pfanne gießen, Rosmarin zugeben und aufkochen.
Soße in eine Auflaufform geben.
Kabeljaufilets salzen, pfeffern und hineinlegen. Lachschinken und Champig-
nons darüber verteilen. Im vorgeheizten Backofen bei 200 °C (Gas: Stufe 3/
Umluft: 175 °C) ca. 15 Min. backen.

Gebratener Zander in Fischvelouté (Fischgrundsoße) ●●●●●●●●●

400 g Zander, Salz, Pfeffer, Mehl, 1 EL Olivenöl
200 g Kartoffeln, Salzwasser
200 g Fenchel, evtl. Weißwein,100 ml Fischfond, 100 ml Milch,
Salz, Pfeffer, Mehl, evtl. Maisstärke

Zanderfilet mit Salz und Pfeffer würzen; die Hautseite mit Mehl bestäuben und in einer Pfanne in Öl braten. Kartoffeln im Salzwasser weich kochen.
Fenchel in Streifen schneiden und mit Wasser und/oder Weißwein weich
dünsten. Fischfond und Milch auf die Hälfte einkochen, mit Salz und
Pfeffer abschmecken. Bei Bedarf etwas mit Maisstärke abbinden.

Fischcurry

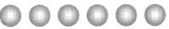

800 g Fischfilet (z. B. Seelachs), Saft einer Zitrone, Salz, 1/4 l Wasser, 20 g Halbfettmargarine, 2 EL Curry, 40 g Mehl, 1/4 l Hühnerbrühe aus Würfeln, 5 Tomaten gewürfelt, 4 EL Dosenmilch 7,5 % Fett, Salz, 1 Prise Zucker, Pfeffer

Fischfilet abspülen, trocken tupfen. Mit Zitronensaft beträufeln, salzen und im kochenden Wasser bei geschlossenem Topf 7–10 Min. dünsten. Abgießen, dabei die Brühe auffangen. Fisch würfeln. Butter in einem Topf erhitzen. Curry und Mehl einrühren. Unter Rühren die Fischbrühe angießen. Brühwürfel zugeben. Fischwürfel dazugeben und die gewürfelten Tomaten. Nochmals erhitzen. Vom Herd nehmen, Dosenmilch einrühren und mit Salz, Pfeffer und abschmecken.

Scampi-Spaghetti

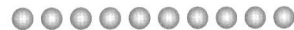

16 Scampis, Salz und Pfeffer, 1 EL Olivenöl, 1 große Peperoni, 1 kg Tomaten, 3 Knoblauchzehen
4 EL Olivenöl, 400 g Spaghetti, Salzwasser, küchenfertig

Die Spaghetti in Salzwasser kochen. Abschütten.
Scampi salzen und pfeffern, in Öl anbraten.
Peperoni aufschlitzen, gründlich entkernen und unter fließendem Wasser waschen. Die Tomaten in Würfel schneiden. Knoblauch pressen. Peperoni, Tomaten und Knoblauch dazu geben und alles 8–10 Min. schmoren. Die abgetropften Spaghetti unterheben.

Deftiger Thunfisch

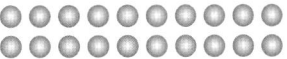

4 Thunfischsteaks, 3 EL Sojasoße, 1 EL Worchestersoße , 1 TL Senf, 1 TL Zucker, 1 EL Olivenöl

Thunfischsteaks in eine flache Schale legen. Restliche Zutaten in einer Schüssel verrühren und über die Steaks geben und vorsichtig darin wenden. Die Steaks abdecken und 30 Min. marinieren. Die Steaks bei einmaligem wenden braten und mit der Restmenge an Marinade dabei bestreichen.

Lachs-Ragout

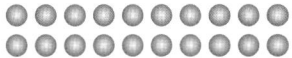

2 Lachsfilets à 150 g, 1 EL Zitronensaft, ½ grüne Paprika, ½ rote Paprika,
1 Zwiebel, 1 EL Öl, 4 Piri-Piri (kleine eingelegte Chilischoten), Salz, Pfeffer,
Chilipulver, 50 ml halbtrockener Weißwein, 100 Sahne, Currypulver

Lachs in mundgerechte Würfel schneiden. Grüne und rote Paprika und Zwiebel
in grobe Würfel schneiden, in Öl anbraten. Den Lachs hinzugeben und mit etwas Zitronensaft beträufeln. Piri-Piri klein schneiden, hinzufügen und mit
Salz, Pfeffer und Chilipulver würzen. Weißwein hinzugeben, kurz aufkochen
lassen und die Sahne hinzugeben. Ragout mit Curry abschmecken.

Seezungen-Gratin

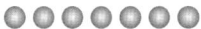

600 g Seezungenfilets (oder Rotzungen, Heilbutt), 1 Zitrone, 2–3 Fleischtomaten, 1 EL Olivenöl, 2–3 TL Bouillon Mediterranea, etwas Wasser

Fischfilets in eine Auflauf form legen und mit Olivenöl beträufeln. Zitrone und
Tomaten in Scheiben schneiden, darüber schichten. 20 ml Wasser aufkochen,
Bouillon Mediterranea dazugeben und unter Rühren leicht köcheln, bis sich
die Bouillon aufgelöst hat. Bouillon über den Fisch gießen. Im vorgeheizten
Backofen bei 180 °C ca. 20 Min. überbacken.

Seelachs-Gemüse-Ragout
in Zitronensauce

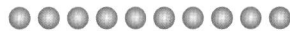

400 g Seelachs-Filet TK, 3 EL Zitronensaft, Kräuter-Fondor
1 Zucchini, 2 Möhren, 20 g Halbfettbutter, 250 ml Wasser, 1 Beutel Maggi
Meisterklasse Zitronen-Hollandaise »fettarm«, entsprechend Wasser

Aufgetauten Seelachs in ca. 1,5 cm große Würfel schneiden. Mit Zitronensaft
beträufeln und mit Kräuter-Fondor würzen.
Zucchini der Länge nach halbieren und in Scheiben schneiden. Möhren schälen und in ca. 3 cm lange Stifte schneiden. In einer Pfanne Butter erhitzen.
Möhren 3 Min. glasieren. Zucchini zugeben und kurz mitdünsten. Wasser zu-

gießen. Zitronen-Hollandaise nach Anleitung einrühren und zum Kochen bringen. Bei geringer Wärmezufuhr 1 Min. kochen.
Seelachs zugeben und zugedeckt bei geringer Wärmezufuhr ca. 5 Min. gar ziehen lassen.

Viktoriabarsch in der Alufolie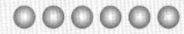

600 g Viktoriabarschfilet, 1 rote Paprika, 1 gelbe Paprika, 2 Zwiebeln, 1 EL geriebenen Knoblauch, 1 EL Olivenöl, Salz und Pfeffer, 4 Stück Aluminiumfolie

Backofen auf 180 °C vorheizen.
Paprika und Zwiebeln in Streifen schneiden. Das Gemüse mit Knoblauch und Olivenöl mischen. Mit Salz und Pfeffer würzen und auf Aluminiumfolie verteilen.
Viktoriabarschfilet in vier gleichgroße Stücke portionieren. Mit Pfeffer und Salz kräftig würzen und die Fischfilets auf das Gemüse legen. Die Alufolien zu Päckchen falten und auf ein Backblech legen. Im Backofen bei 180 °C ca. 20 Min. garen. Beilage: Kartoffelpüree.
Später je nach Vorliebe mit Zitronensaft beträufeln.

Vegetarisches und Gemüse & Co.

China-Pfanne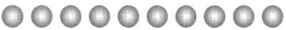

20 g getrocknete Pilze Mu-Err, 2 große Möhren, 1 mittlere Stange Porree, 1 rote Paprikaschote, 1 Dose (580 ml) Bambus, 100 g Bohnenkeime
400 g Rinderfilet, 2 EL Sojaöl, $^{1}/_{4}$ l klare Brühe (Instant), 4–5 EL Pilz-Sojasoße, 1–2 TL Speisestärke

Pilze 30 Min. einweichen. Möhren und Porree in Scheiben, Paprika und Bambus in Streifen schneiden. Bohnenkeime gut waschen.
Cashewkerne im heißen Wok oder in einer großen Pfanne ohne Fett goldbraun rösten. Herausnehmen.

Filet in feine Streifen schneiden. Öl erhitzen. Fleisch portionsweise anbraten. Am Rand hochschieben bzw. herausnehmen. Gemüse und abgetropfte Pilze unter Rühren kurz braten. Mit Brühe und Sojasoße ablöschen. Ca. 5 Min. garen. Stärke mit Wasser anrühren, Soße abbinden. Kerne unterheben. Dazu schmeckt Reis.

Pikante Bohnen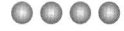

2 Dosen weiße Bohnen, 1 Lorbeerblatt, 400 g gehackte Tomaten, Salz, Pfeffer, 4 Lauchzwiebeln, 1 EL Olivenöl, 1 TL Zucker, 3 EL Weißweinessig, 2–3 EL gehackte Petersilie

Bohnen abgießen, abbrausen und mit Lorbeerblatt und Tomaten in einem Topf bei kleiner Hitze 5 Min. köcheln. Mit Salz und Pfeffer würzen. Lauchzwiebeln in etwa 1 cm große Stücke schneiden. Öl in einer großen Pfanne erhitzen, Lauchzwiebeln darin andünsten. Zucker darüber streuen, leicht braun werden lassen. Tomaten-Bohnen-Mischung und Essig zufügen, 5 Min. schmoren. Petersilie unter die Bohnen rühren, lauwarm oder kalt servieren.

Melone, scharf

1 reife Honigmelone, Saft von 1 Zitrone, grober Pfeffer, Chiligewürz oder 1 EL Chiliöl 10 % Fett (Fertigprodukt)

Melone halbieren. Kerne entfernen. Mit Hilfe eines Kugelausstechers aus dem Melonenfleisch Kugeln herauslösen. Oder Fruchtfleisch in Stücke schneiden, dabei die Schale entfernen. Melone mit Zitronensaft beträufeln und mit grobem Pfeffer oder Chiliöl nach Geschmack würzen.

Balsamico-Zwiebeln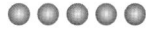

500 g Perlzwiebeln (ersatzweise kleine Schalotten), 2 Knoblauchzehen, je 1 kleiner Zweig Thymian und Rosmarin, $1/2$ TL Pfefferkörner, Salz, 200 ml Rotwein, 100 ml Balsamico-Essig, 1 TL Honig, 2 EL Olivenöl

Zwiebeln und Knoblauch klein schneiden. Beides mit den übrigen Zutaten in einen Topf geben, alles gut mit Flüssigkeit bedecken. Zum Kochen bringen. Zwiebeln bei kleiner Hitze in 30 Min. weich garen, im Sud erkalten lassen. Zwiebeln mit einem Schaumlöffel herausnehmen, Kräuter entfernen. Sud etwas einköcheln, würzen und heiß über die Zwiebeln gießen. Lauwarm oder kalt servieren.

Spaghetti Nester

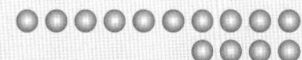

500 g Spaghetti, Salzwasser, Salz, weißer Pfeffer, mittelgroße Tomaten, 250 g Mozzarella leicht, 2 Knoblauchzehen, 1 mittelgroße Zwiebel, 2 Eier, 250 ml Dosenmilch 7,5 %, Edelsüß-Paprika, geriebene Muskatnuss, Kräuter der Provence, Basilikum zum Garnieren, Backpapier

Spaghetti in reichlich kochendem Salzwasser ca. 8 Min. garen. Spaghetti abtropfen lassen.
Tomaten und Mozzarella leicht in Scheiben schneiden. Knoblauch und Zwiebel fein hacken. Eier und Dosenmilch verquirlen. Zwiebel und Knoblauch unterrühren. Mit Salz, Pfeffer, Paprika und Muskat kräftig würzen. Mit Eiersoße mischen.
Aus den Spaghetti kleine Nester drehen und auf ein mit Backpapier ausgelegtes Backblech setzen. Eiersoße aus der Schüssel darüber gießen. Je 1 Scheibe Tomaten und Käse auf die Nester legen. Mit Basilikum Kräutern bestreuen. Übrige Tomatenscheiben mit auf das Backblech legen. Im heißen Backofen (E-Herd: 200 °C/Umluft: 180 °C/Gas: Stufe 3) 15–20 Min. überbacken.

Apfel-Rösti mit Kräuterquark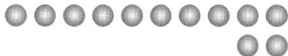

3 Stiele Petersilie, ¹/₂ Bund Schnittlauch, 400 g Magerquark, 6–8 EL fettarme Milch, Salz, Pfeffer, Paprikapulver, 1 kg Kartoffeln, 3 Äpfel, 5 Stiele Majoran, 2 Eier, Salz und Pfeffer, 3–4 EL Öl

Petersilie und Schnittlauch hacken. Quark, Milch und Kräuter verrühren. Mit Salz, Pfeffer, Paprika würzen.
Kartoffeln schälen und grob reiben. Äpfel vierteln und entkernen. 2 Äpfel ebenfalls reiben. Übrige Apfelviertel in Spalten schneiden. Majoran grob hacken. Geriebene Kartoffeln mit Apfel, Eiern und Majoran vermengen. Mit Salz und Pfeffer würzen.
Öl in einer großen Pfanne erhitzen. Kartoffelmasse nach und nach esslöffelweise hineingeben, etwas flacher drücken und von jeder Seite ca. 3 Min. braten. Fertige Rösti warm stellen. Apfelspalten ins Bratfett geben und von beiden Seiten kurz anbraten. Rösti, Apfelspalten und Quark portionsweise anrichten.

Kartoffelnudel/Schupfnudel

500 g Kartoffelnudel, 2 Päckchen Kräutersoße à 120 g

Pfanne erhitzen, Nudel unter ständigem Rühren anbraten, Creme-Fraiche Soße nach Anleitung zubereiten. Mit den Nudel anrichten.

Kartoffeln mit Frischkäse-Tartar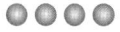

8 Kartoffeln, Salzwasser, 1 Möhre, 1 EL Zitronensaft, 4 Lauchzwiebeln, 250 g Frischkäse 5 %, Salz, Pfeffer, 1 Bund Schnittlauch

Kartoffeln waschen und mit Schale ca. 20 Min. kochen. Möhre fein würfeln und mit dem Zitronensaft beträufeln. Lauchzwiebeln klein schneiden. Mit den Möhrenwürfeln unter den Frischkäse rühren. Salzen, pfeffern. Schnittlauch in feine Röllchen schneiden. Die Hälfte unter das Frischkäse-Tatar rühren. Mit den Pellkartoffeln auf Tellern anrichten und mit den restlichen Schnittlauchröllchen bestreut servieren.

Pizza

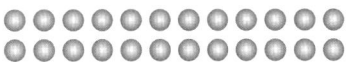

Zutaten Teig:
500 g Mehl, 1 Würfel Hefe, $1/4$ l lauwarmes Wasser, 1 TL Salz, 2 EL Olivenöl

Zutaten Belag:
400 g passierte Tomaten, ca. 10 Scheiben Schinken gek., 1 kleines Glas Champignons, 2 Kugeln Mozzarella, 200 g ger. Gouda 30 % i. Tr., Pizzagewürz

Aus den Teigzutaten einen Hefeteig herstellen. Hefeteig ca. 40 Min. ruhen lassen. Teig auf einer bemehlten Arbeitsfläche ausrollen und auf das gefettete Backblech legen. Mit einer Gabel Löcher in den Teig stechen. Nochmals kurz ruhen lassen.
Passierte Tomaten auf dem Teig verteilen und anschließend mit Pizzagewürz bestreuen. Schinken gleichmäßig über den Teig verteilen. Mit Gouda bestreuen. Champignons auf Blech verteilen. Abschließend legen Sie noch den in Scheiben geschnittenen Mozzarella gleichmäßig verteilt auf die Fläche. Mit Pizzagewürz abwürzen. Backzeit bei 180 °C beträgt ca. 30–45 Min.

Pizza

300 g Mehl, 20 g Hefe, 1 TL Salz, 125–250 ml Wasser

Fettpunkteaufstellung:

Teig	0 Fettpunkte
1 Scheibe Geflügelsalami 20 g	5 Fettpunkte
1 Scheibe Kochschinken 20 g	1 Fettpunkte
Käse 100g 30 % i. Tr.	15 Fettpunkte
Champignons	0 Fettpunkte
Zwiebel	0 Fettpunkte
Paprika	0 Fettpunkte
Peperoni	0 Fettpunkte
Tomaten	0 Fettpunkte
Mozarella leicht	8,5 Fettpunkte

Belag:

1 Dose Tomaten, 1 TL Salz, 2 TL Oregano, 1 Zwiebel, 1 Paprika, Peperoni aus dem Glas, 1 Dose Champignons geschnitten, Geflügelsalami, Schinken nach Wunsch, 200 g Mozzarella, leicht

Mehl, Hefe, Salz und Wasser zu einem Hefeteig verarbeiten. Zugedeckt 1 Stunde an einem warmen Ort gehen lassen. Teig auf einem Backblech ausrollen. Tomaten pürieren und mit Salz und Oregano würzen. Auf den ausgerollten Teig streichen.

Pizza nach Belieben mit Zwiebeln, Paprika, Peperoni, Champignons, Geflügelsalami oder Schinken belegen. Den Käse in dünne Scheiben schneiden und zum Schluss alles damit abdecken. Bei 180 °C ca. 20 Min. backen.

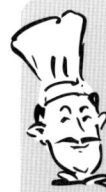

Lauchkuchen

○○○○○○○○○○
○○○○○○○○○○

250 g Mehl, 1/2 Würfel Hefe, 1/8 l lauwarmes Wasser, etwas Salz, 1 Prise Zucker
300 g magerer Schinken, 500 g Lauch, 1/2 Bund Frühlingszwiebeln, 1 EL Öl, 100 g geriebenen Edamer 30 % i. Tr., 1 Ei, 150 g Saure Sahne, Pfeffer und Salz Paprikapulver

Aus den Teigzutaten einen Hefeteig herstellen und gehen lassen. Zwischenzeitlich Schinken in feine Streifen schneiden. Lauch und Frühlingszwiebeln putzen und in feine Ringe schneiden. Schinken, Lauch und Zwiebeln mit etwas Öl glasig anbraten und beiseite stellen. Käse grob reiben.
Teig nach dem Gehen lassen auf einer bemehlten Arbeitsfläche ausrollen und auf das gefettete Backblech legen.
Ei und Saure Sahne verrühren, abgekühlte Schinkenmischung dazugeben und vermengen. Mit Salz, Pfeffer und Paprikapulver würzen, den Käse untermischen und alles auf den Teig geben. Backzeit bei 240 °C ca. 20–30 Min.

Süße Leckereien, Kuchen und Gebäck

Bananen-Schoko-Creme ●●●●●

2 reife Bananen, 2 EL Zitronensaft, 125 g Magerquark, 25 g Pistazienkerne, 1–2 EL Kakaopulver

Die Banane schälen, dann die Früchte sofort mit Zitronensaft und Quark im Mixer oder Pürierstab pürieren. Einige Pistazienkerne beiseite legen, die übrigen fein hacken.
Die Hälfte der Bananenmasse mit den gehackten Pistazien, die andere Hälfte mit dem Kakaopulver verrühren. Die Bananen-Pistazien-Mischung zusammen mit der Bananen-Kakao-Mischung in eine Schüssel geben, nur ganz leicht vermischen und dadurch marmorieren. Mit den beiseite gelegten Pistazien bestreuen und servieren.

Grütze ●

750 g gemischte TK Beeren, 1 Orange, 1/2 Zitrone, 400 ml roter Traubensaft, 1 Vanilleschote, 3 EL Speisestärke nach Belieben

Beeren in eine Schüssel geben.
Orange und Zitrone auspressen. Orangen-, Zitronen- und Traubensaft mit Vanilleschote in einem Topf aufkochen. Bei kleiner Hitze ca. 8 Min. köcheln lassen. Vanilleschote entfernen. Stärke mit 2 EL kaltem Wasser anrühren. In die Saftmischung rühren, einmal aufkochen lassen und weiter köcheln, bis die Grütze dicklich wird. Vom Herd nehmen. Die Flüssigkeit etwas abkühlen lassen, über die Früchte gießen und gut durchrühren. Grütze kalt stellen.

Vanillesoße ●●

2 Päckchen Vanillesoße, 500 ml Milch, 2 EL Honig je nach Geschmack

Vanillesoße nach Anleitung zubereiten.

Aprikosengrütze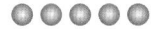

500 g Aprikosen, ¹/₂ Zitrone, ca. 2 EL Zucker, 500 ml heller Traubensaft, 1 Pck.
Vanille-Puddingpulver für ¹/₂ l Flüssigkeit

Aprikosen 1 Min. in kochendes Wasser legen, kalt abschrecken, häuten, entsteinen. Die Hälfte der Früchte pürieren, die andere Hälfte in Spalten schneiden.
Zitrone waschen, Schale abreiben, Saft ausspressen.
Püree und Fruchtstücke mit Zucker, Traubensaft und Zitronenschale aufkochen
lassen. Vanille-Puddingpulver mit Zitronensaft anrühren und unter die Grütze
mischen. Alles noch mal aufkochen. Abkühlen lassen, mit Zucker abschmecken. Grütze in vier Schälchen füllen und mindestens 2 Stunden kalt
stellen.

Kiwi-Grütze

4 reife Kiwis, 3 Orangen , 1 Zitrone (unbehandelt), 3–4 EL Zucker
250 ml Apfelsaft, 2 EL Speisestärke, 200 g Dickmilch, 1 Pck. Bour-
bon-Vanillezucker, 1 EL Puderzucker

Kiwis in Stücke teilen, Orangen mit einem scharfen Messer filetieren,
dabei Saft auffangen.
Zitrone waschen, ¹/₂ TL Schale abreiben, Saft ausspressen. Zucker mit
Zitronen- und Apfelsaft aufkochen lassen. Kiwis und Orangen untermi-
schen und mindestens 2 Stunden kalt stellen.
Dickmilch mit Vanillezucker, Zitronenschale, Puderzucker verrühren. Zur
Grütze servieren.

Nektarinen-Himbeer-Suppe ⚫⚫

200 g Himbeeren, 4 Nektarinen, ³/₄ l roter Johannisbeersaft, 500 ml Wasser, 30 g Zucker, Saft von ½ Zitrone, 2–3 EL Speisestärke

Nektarinen ½ Min. in kochendes Wasser legen, häuten, halbieren, entsteinen und in dünne Spalten teilen. Johannisbeersaft mit ½ l Wasser, Zucker und Zitronensaft aufkochen. Stärke erst mit 2–3 EL der Saftmischung verrühren, dann unter die übrige Saftmischung mischen. Alles einmal aufkochen lassen. Himbeeren und Nektarinen in die Suppe geben. Suppe in Dessertteller füllen. Mindestens 2 Stunden kalt stellen.

Erdbeeren mit Quarkgratin ⚫⚫⚫⚫⚫⚫⚫

600 g Erdbeeren, 100 g Magerquark, 30 g Puderzucker, 2 EL Grand Marnier (Blutorangenlikör), 125 ml Cremefine, leicht 19 % zum Schlagen, 1 Pck. Vanillezucker

Backofengrill auf mittlerer Stufe vorheizen.
Erdbeeren halbieren und in vier feuerfeste Schälchen oder in eine Auflaufform schichten. Quark, Puderzucker und Grand Marnier mit den Schneebesen cremig rühren. Cremefine mit Vanillezucker steif schlagen und unter die Quarkmasse heben. Die Masse über die Erdbeeren verteilen und im Backofengrill ca. 4 Min. gratinieren. Die gratinierten Erdbeeren aus dem Ofen nehmen, leicht abkühlen lassen.

Mokka-Joghurt ⚫

500 g Joghurt 0,1 %, 250 Magerquark, 4 TL Instant-Kaffee, 1 Päckchen Vanillezucker, 2 TL Instant-Kakao, etwas heißes Wasser

Joghurt und Quark in eine Schüssel geben. Kaffee, Vanillezucker und Kakao mit heißem Wasser anrühren. Mit den anderen Zutaten vermischen.

Vanillepuding mit gemischten Beeren ●○

2 Päckchen Vanillepudding, 500 ml Milch 1,5 % Fett, mit Honig abschmecken,
1 Packung gemischte Beeren 300 g TK

Pudding nach Anleitung zubereiten. In 4 Dessertschalen füllen. Die aufgetauten Beeren auf dem Pudding anrichten.

Variante:

Zimtpudding mit Apfelsine ●○

2 Päckchen Vanillepudding, 3 EL Zimt, 500 ml Milch 1,5 % Fett, mit Honig ab-
schmecken, 2 Apfelsinen

Pudding nach Anleitung mit Zimt zubereiten. In 4 Dessertschalen füllen. Apfelsinen schälen und in kleine Stücke schneiden. Auf dem Pudding anrichten.

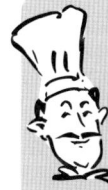

Muffins mit Apfel   pro Stück ○
12 Stück

1 Ei, etwas Salz, 1 Päckchen Vanillezucker, 2 EL Zucker, 300 g But-
termilch, 300 g Mehl, 2 TL Backpulver, 1 TL Zimt, 250 g geriebene
Äpfel

Ei, Salz und Zucker cremig rühren. Buttermilch zugeben. Mehl und Back-
pulver mischen und unterheben. Zimt mit Äpfel mischen und unter den
Teig heben. In Muffinformen füllen.
Bei 180 °C ca. 20–25 Min. backen.

Klassischer Käsekuchen mit Obst

pro Stück ●●●

12 Stück

1000 g Magerquark, 250 g Speisequark 10 %, 3 Eier, 2 Päckchen Vanillezucker, 100 g Zucker, 1 Päckchen Vanillepudding, 1 TL Backpulver, 50 g Vollweizengries, Obst nach Wahl (Aprikosen, Mandarinen, Erdbeeren, Stachelbeeren...)

Quark mit Eiern und Zucker cremig rühren. Puddingpulver, Backpulver und Gries vermischen und sehr vorsichtig unterheben.
Eine Springform mit Backpapier auslegen.
Die Hälfte des Teiges in die Form füllen. Obst darauf verteilen. Den restlichen Quark darüber verteilen.
Im vorgeheizten Backofen bei 175 °C backen.

Grundrezept für Hefekuchen

pro Blech ●●●●●●

16 Stück

500 g Weizen(vollkorn)mehl oder Dinkelvollkornmehl, 25 g Hefe, 80 g Zucker (je nach Geschmack weniger), 250 ml lauwarme Milch 1,5 % Fett, 100 g Joghurt 1,5 % Fett, 1 Päckchen Vanillezucker, etwas Salz

Das Mehl in ein Schüssel geben, eine Mulde in die Mitte drücken. Hefe, Zucker und Milch in der Mulde vermengen, alles zu einem Teig verrühren. An einem warmen Ort 30 Min. gehen lassen. Mit Joghurt und Vanillezucker vermengen. Eine Stunde ruhen lassen. Ein Backblech mit Backpapier auslegen. Teig mit etwas Mehl ausrollen. Auf Backblech legen.
Belegen mit Obst Ihrer Wahl (Äpfel, Pflaumen, Rhabarber, Aprikosen...).
Im vorgeheizten Backofen bei 180 °C 30 Min. backen.

Hefezopf

pro Zopf ●●●●●●

Aus dem Teig unter Zugabe von 150 g Rosinen und etwas Zitronenaroma drei Stränge formen. Diese zu einem Zopf flechten.
Im vorgeheizten Backofen bei 180 °C 30 Min. backen.

KAPITEL 12

Fettkompass

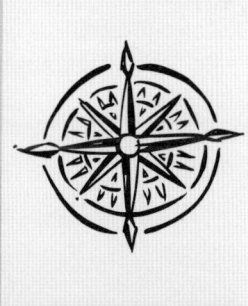

Fettkompass

Dieser Fettkompass ist nach Lebensmittelgruppen gegliedert und enthält die gebräuchlichsten Nahrungsmittel. Ihr Fettkompass gehört in Ihre Hand- oder Hosentasche und ist Ihr ständiger Begleiter bei Ihren Einkäufen.

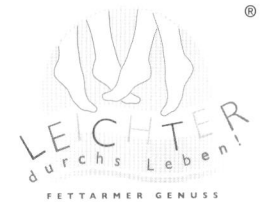

Wichtig ist: 1 g Fett = 1 Fettpunkt

Rechnen Sie sofort bei jeder Mahlzeit Ihre verzehrten Fettpunkte aus und markieren Sie diese in Ihrem Fettpunkte-Wochenplan.

1 Kästchen bedeutet 1 g Fett.

Beachten Sie bitte:
In der Phase Ihrer Gewichtsreduktion sollte Ihr täglicher Fettkonsum 30 Fettpunkte nicht übersteigen.

Getränke

Kaffee	1 Tasse	0 g Fett
Malzkaffee	1 Tasse	0 g Fett
Café au lait	(250 ml)	3 g Fett
Cappuccino mit Milchschaum	1 Tasse	0 g Fett
Cappuccino mit Sahne	1 Tasse	6 g Fett
Cappuccino, instant	(250 ml)	1 g Fett
Cappuccino, instant m. Milch, Zucker	(250 ml)	3 g Fett
Mocca Shake frappé	(330 ml)	5 g Fett
Chocafé, instant	(250 ml)	3 g Fett
Heiße Schokolade/Kakao instant	(150 ml)	6 g Fett
Ovomaltine	(200 ml)	7 g Fett
Reine Frucht- und Gemüsesäfte		0 g Fett
Limonaden		0 g Fett
Fanta, Sprite, Bitter Lemon		0 g Fett
Tee		0 g Fett
Zitronentee, instant		0 g Fett

ACHTUNG: Alkohol enthält kein Fett, verhindert aber die Fettverbrennung im Körper!

Apfelwein	(200 ml)	blockiert	10 g Fett
Bier	(330 ml)	blockiert	11 g Fett
1 Glas Wein	(200 ml)	blockiert	15 g Fett
1 Glas Sekt	(100 ml)	blockiert	7 g Fett
1 Likör	(20 ml)	blockiert	4 g Fett

Vorsicht: So fett ist Käse tatsächlich!

Es gibt mindestens zwei unterschiedliche Angaben für den Fettgehalt.

Zu unterscheiden sind: **Fettgehalt absolut** und **Fettgehalt in Trockenmasse (Fett i. Tr.)**

Fettgehalt absolut lässt sich leicht erklären: Stellen Sie sich ein Stück Käse vor, das 100 Gramm wiegt. Ist der Fettgehalt in % absolut angegeben, heißt das, das Stück Käse enthält so viel Fett wie angegeben ist.

Fettgehalt in Trockenmasse (Fett i. Tr.) ist die übliche Bezeichnung für den Fettgehalt in Käse. Diese Angabe bezieht sich auf den Prozentsatz von Fettanteilen, die sich in der Käsemasse befinden, nachdem ihr alle Wasseranteile entzogen wurden.

Sind Käsesorten unterschiedlich gekennzeichnet, ist es auf Anhieb fast unmöglich festzustellen, welcher Käse weniger Fett enthält. Achten Sie daher unbedingt darauf, **in welcher Form** der Fettgehalt angegeben ist.

Ein Beispiel hierzu:

Ein **Schnittkäse** hat beispielsweise 30 Prozent Fett i. Tr. Der Fettgehalt absolut liegt bei 15 %, das sind 15 Gramm Fett pro 100 Gramm Käse.

Ein **Frischkäse** hat beispielsweise 40 % Fett i. Tr., doch der Fettgehalt absolut beträgt nur 12 %, das sind 12 Gramm Fett pro 100 Gramm Käse.

Zuerst erscheint durch die Bewertung i. Tr. der Schnittkäse der fettärmere zu sein. Doch tatsächlich ist der Frischkäse die bessere Wahl für Sie.

Fettkompass

Bitte immer genau prüfen!

Fettgehalt von Milchprodukten:
Auf der Verpackung von Milchprodukten (Joghurt, Quark und Käse)
wird der Fettgehalt oft als Magerstufe, Halbfettstufe, Doppelrahm-
stufe usw. angegeben. Welcher Fettgehalt verbirgt sich dahinter?

Doppelrahmstufe:	**60 – 85 % Fett i. Tr.**
Rahmstufe:	**50 % Fett i. Tr.**
Vollfettstufe:	**45 % Fett i. Tr.**
Fettstufe:	**40 % Fett i. Tr.**
Dreiviertelfettstufe:	**30 % Fett i. Tr.**
Halbfettstufe:	**20 % Fett i. Tr.**
Viertelfettstufe:	**10 % Fett i. Tr.**
Magerstufe	**unter 10 % Fett i. Tr.**

Diese Prozentangaben bilden die Untergrenze der jeweiligen Stufe.
Beispielsweise bei der Halbfettstufe mit 20 % i. Tr. bedeutet das,
dass mindestens 20 % enthalten sind. Der Fettgehalt liegt aber
irgendwo zwischen 20 % und 30 % i. Tr. Also ist 29 % i. Tr. ebenso
Halbfettstufe wie 20 % i. Tr. !!!

Quark & Co.:
Quark ist gemäß Käseverordnung ein Frischkäse. Mit Frischkäse be-
zeichnet man Käsesorten ohne Reifung.

100 g Sahnequark mit 40 % i. Tr. enthalten ungefähr 11,4 g Fett absolut.
100 g Speisequark mit 20 % Fett i. Tr. enthalten ungefähr 5,1 g Fett absolut.
100 g Magerquark enthält ungefähr 0,2 g Fett absolut.
100 g Hüttenkäse mit 20 % Fett i. Tr. enthalten ungefähr 4,3 g Fett absolut.
100 g Frischkäse mit 70 % Fett i. Tr. enthalten ungefähr 29 g Fett absolut.
100 g Schichtkäse mit 10 % Fett i. Tr. enthalten ungefähr 2,4 g Fett absolut.
100 g Schichtkäse mit 20 % Fett i. Tr. enthalten ungefähr 5,0 g Fett absolut.
100 g Mascarpone enthält ungefähr 47,5 g Fett absolut.

Schauen Sie immer genau auf die Produktangabe. Der Fettkompass hilft
Ihnen hier ebenfalls weiter.

Milchprodukte

Bioghurt 3,5% Fett	(100 g)	3,5 g Fett
Buttermilch	(100 ml)	< 1 g Fett
Cremefine, 15 % zum Kochen	(100 ml)	15 g Fett
Cremefine, 19 % zum Schlagen	(100 ml)	19 g Fett
Danone Fruchtquark, 4%	(100 g)	4 g Fett
Diät-Fruchtjoghurt, Vollkorn, 1,5 %	(100 g)	1,5 g Fett
Diät-Joghurt, 1,5 %	(100 g)	1,5 g Fett
Diät-Quark mit Früchten 0,2 %	(100 g)	0,2 g Fett
Dickmilch	(100 g)	3 g Fett
Dickmilch, entrahmt	(100 g)	0 g Fett
Dickmilch, teilentrahmt	(100 g)	1 g Fett
Dr. Oetker, Crème légère	(100 g)	15 g Fett
Dr. Oetker, cremige Joghurt-Soße	(100 g)	5 g Fett
Crème fraîche 40% Fett	(100 g)	40 g Fett
Fruchtjoghurt, extra leicht, 0,3 %	(100 g)	< 1 g Fett
Fruchtjoghurt mit Süßstoff, 1,5 %	(100 g)	1,5 g Fett
Fruchtquark Milram, leicht	(100 g)	3,5 g Fett
Joghurt, 0,1% Fett	(100 g)	< 1 g Fett
Joghurt, 1,5% Fett	(100 g)	1,5 g Fett
Joghurt, 3,5% Fett	(100 g)	4 g Fett
Joghurt, Sahne 10% Fett	(100 g)	10 g Fett
Kaffee-Sahne 10%	(100 ml)	4 g Fett
Kefir, 1,5% Fett	(100 g)	1,5 g Fett
Kefir, 3,5% Fett	(100 g)	3,5 g Fett
Kondensmilch, 4%	(100 g)	4 g Fett
Kondensmilch, 7,5%	(100 g)	7,5 g Fett
Milch, 0,3% Fett	(100 ml)	< 1 g Fett
Milch, 1,5% Fett	(100 ml)	1,5 g Fett
Milchpulver	(100 g)	26g Fett
Milch, 3,5% Fett	(100 ml)	3,5 g Fett
Molke/-Fruchtgetränke	(100 ml)	< 1 g Fett
Müller pro cult, extraleicht	(100 g)	< 1 g Fett
Obstgarten, leicht & leicht	(100 g)	1,6 g Fett
Quark-Traum, Süßstoff	(100 g)	< 1 g Fett
Speisequark, 0,2% Fett i. Tr.	(100 g)	<1 g Fett
Speisequark, Magerstufe	(100 g)	<1 g Fett

Fettkompass

Speisequark, 20% Fett i. Tr.	(100 g)	5 g Fett
Speisequark, 40% Fett i. Tr.	(100 g)	11 g Fett
Speisequark, Kräuter leicht	(100 g)	3 g Fett
Jogolé Zott, 0,1% Fett	(100 g)	< 1 g Fett
Schlagsahne, 30% Fett	(100 g)	30 g Fett
Saure Sahne, 10% Fett	(100 g)	10 g Fett

Frischkäse

Buko, Pikante Kräuter	(30 g)	5 g Fett
Buttermilch-Frischkäse	(100 g)	5 g Fett
Brunch Paprika	(100 g)	20 g Fett
Doppelrahmfrischkäse, 70% i. Tr.	(30 g)	5 g Fett
Exquisa fitline, 0,2 %	(30 g)	< 1 g Fett
Exquisa Vital	(30 g)	2 g Fett
Feta, 55% Fett i. Tr.	(30 g)	8 g Fett
Mascarpone, 80% Fett i. Tr.	(30 g)	31,5 g Fett
Milram Frühlingsquark	(100 g)	2 g Fett
Mozzarella, 45% i. Tr.	(100 g)	16 g Fett
Mozzarella, leicht	(100 g)	8 g Fett
Petrella, Paprika	(100 g)	24 g Fett
Petrella, Schnittlauch	(100 g)	24 g Fett
Petrella, Wellness	(100 g)	7 g Fett
Philadelphia, Leichter Genuss	(100 g)	5 g Fett
Ziegen-Frischkäse, leicht	(100 g)	9 g Fett

Schnittkäse

Bauernkäse Kraft, leicht 20 % i. Tr.	(20 g)	3,3 g Fett
Bergkäse, Rahmstufe	(100 g)	38 g Fett
Bergkäse, Vollfettstufe	(100 g)	31 g Fett
Butterkäse	(100 g)	25 g Fett
Butterkäse, Doppelrahmstufe	(100 g)	33 g Fett
Butterkäse, Dreiviertelfettstufe	(100 g)	14 g Fett
Butterkäse, Rahmstufe	(100 g)	28 g Fett
Butterkäse, Vollfettstufe	(100 g)	24 g Fett
Chester, 50 % i. Tr.	(100 g)	50 g Fett
Edamer, 16 % Fett absolut	(20 g)	3 g Fett

Edamer, Dreiviertelfettstufe	(100 g)		17 g Fett
Edamer, Fettstufe	(100 g)		22 g Fett
Edamer, Rahmstufe	(100 g)		29 g Fett
Edamer, Vollfettstufe	(100 g)		29 g Fett
Emmentaler, Vollfettstufe	(100 g)		29 g Fett
Gouda, 45 % i. Tr.	(20 g)		6 g Fett
Gouda, leicht 12% Fett absolut	(20 g)		2 g Fett
Gruyére, 45 % i. Tr.	(20 g)		6 g Fett
Käse, 20% Fett i. Tr.	(20 g)		2 g Fett
Käse, 30% Fett i. Tr.	(20 g)		3 g Fett
Käse, 45% Fett i. Tr.	(20 g)		6 g Fett
Käse, 50% Fett i. Tr.	(20 g)		7 g Fett
Leerdamer, leicht 28% Fett i. Tr.	(20 g)		3 g Fett
Lindenberger, leicht 30% Fett i. Tr.	(20 g)		3 g Fett
Marschlander, 45 % i. Tr.	(20 g)		5 g Fett
Milkana, Allgäuer, 45 % i. Tr.	(20 g)		6 g Fett
Parmesankäse 35%, gerieben	(8 g)	1 EL	2 g Fett
Tilsiter, 30 % absolut	(20 g)		3 g Fett
Tilsiter, 45 % i. Tr.	(20 g)		6 g Fett
Tilsiter, leicht	(20 g)		3,3 g Fett

Weichkäse

Appenzeller, Rahmstufe	(100 g)	34 g Fett
Blauschimmelkäse, 50% i. Tr.	(30 g)	9 g Fett
Bresso, leicht	(30 g)	3 g Fett
Bresso, Weichkäse, 60 % i. Tr.	(30 g)	10 g Fett
Briekäse, 50 % Fett i. Tr.	(30 g)	8 g Fett
Camembert, 30 % Fett i. Tr.	(30 g)	4 g Fett
Camembert, 45 % Fett i. Tr.	(30 g)	7 g Fett
Camembert, 40 % Fett i. Tr.	(30 g)	6 g Fett
Camembert, 50 % Fett i. Tr.	(30 g)	8 g Fett
↗ Camembert, 55 % Fett i. Tr.	(30 g)	9 g Fett
Camembert, 60 % Fett i. Tr.	(30 g)	10 g Fett
Gorgonzola, 50 % Fett i. Tr.	(30 g)	9 g Fett
Le Cremor, 75 % Fett i. Tr.	(30 g)	13 g Fett
Le Tartare, leicht	(30 g)	2 g Fett
Limburger, 40 % Fett i. Tr.	(30 g)	6 g Fett

Fettkompass

Münster, 45 % Fett i. Tr.	(30 g)	7 g Fett
Schafskäse, 45 % Fett i. Tr.	(30 g)	5 g Fett
Schafskäse, leicht 9 % Fett absolut	(30 g)	3 g Fett
Romadur, 20 % Fett i. Tr.	(30 g)	3 g Fett
Romadur, 30 % Fett i. Tr.	(30 g)	4 g Fett
Romadur, 40 % Fett i. Tr.	(30 g)	6 g Fett
Romadur, 45 % Fett i. Tr.	(30 g)	7 g Fett
Romadur, 50 % Fett i. Tr.	(30 g)	8 g Fett
Roquefort	(30 g)	9 g Fett
Ziegekäse	(30 g)	9 g Fett

Schmelzkäse

Kochkäse	(100 g)	10 g Fett
Ricotta, 20 % Fett i. Tr.	(30 g)	5 g Fett
Schmelzkäse, 10% Fett i. Tr.	(25 g)	1 g Fett
Schmelzkäse, 30% Fett i. Tr.	(25 g)	3 g Fett
Schmelzkäse, 40% Fett i. Tr.	(25 g)	5 g Fett
Schmelzkäse, 60% Fett i. Tr.	(25 g)	7 g Fett
Schmelzkäse,-Ecke diverser 45 %	(30 g)	7 g Fett
Scheibletten, 10% absolut	(30 g)	3 g Fett
Toast-Scheibletten, 45% Fett i. Tr.	(20 g)	5 g Fett
Toast-Scheibletten, leicht	(20 g)	2 g Fett
Toastkäse, becel leicht	(30 g)	6 g Fett
Ziegenkäse, 45 % Fett i. Tr.	(30 g)	7 g Fett

Öle und Fette

Distelöl	(5 g)	5 g Fett
Lebertran	(5 g)	5 g Fett
Leinöl	(5 g)	5 g Fett
Maisöl	(5 g)	5 g Fett
Olivenöl	(5 g)	5 g Fett
Palmkernöl	(5 g)	5 g Fett
Pesto	(5 g)	3 g Fett
Rindertalg	(5 g)	5 g Fett
Schmalz	(5 g)	5 g Fett
Schweineschmalz	(5 g)	5 g Fett

Sesamöl	(5 g)	5 g Fett
Sojaöl	(5 g)	5 g Fett
Sonnenblumenöl	(5 g)	5 g Fett
Traubenkernöl	(5 g)	5 g Fett
Walnussöl	(5 g)	5 g Fett
Weizenkeimöl	(5 g)	5 g Fett

Streichfette, Mayonnaise, Ähnliches

Butter	(100 g)	83 g Fett
Butter	(1 EL)	8 g Fett
Halbfett-Butter	(100 g)	39 g Fett
Halbfett-Butter	(1 EL)	4 g Fett
Butterschmalz	(5 g)	5 g Fett
Gänseschmalz	(5 g)	5 g Fett
Halbfett-Kräuterbutter	(5 g)	4 g Fett
Pflanzencreme (Diät)	(5 g)	4 g Fett
Pflanzenfett (Diät)	(5 g)	5 g Fett
Pflanzenmargarine	(100 g)	80 g Fett
Pflanzenmargarine	(1 EL)	8 g Fett
Dreiviertelfettmargarine	(100 g)	60 g Fett
Dreiviertelfettmargarine	(1 EL)	6 g Fett
Halbfettmargarine	(100 g)	40 g Fett
Halbfettmargarine	(1 EL)	4 g Fett
Joghurt-Salatcreme, 25 %	(5 g)	2 g Fett
Joghurt-Salatcreme, 30 %	(5 g)	2 g Fett
Mayonnaise, 82%	(5 g)	4 g Fett
Mayonnaise, 50% für Salat	(5 g)	3 g Fett
Kraft Miracle Whip, 41%	(5 g)	2 g Fett
Kraft Miracle Whip, Balance 16%	(5 g)	1 g Fett
Kraft Miracle Whip, Joghurt 10%	(5 g)	0,5 g Fett
Joghurt-Salatcreme 20%	(5 g)	1 g Fett
Remoulade, 79%	(5 g)	4 g Fett
Remoulade, extra leicht	(5 g)	1 g Fett

Eierprodukte

1 Ei	(60 g)	7 g Fett
1 Eigelb	(20 g)	6 g Fett

Fettkompass

1 Eiweiss	(35 g)	1 g Fett
Omelett, 2 Eier mit Öl	(120 g)	16 g Fett
1 Rührei mit Öl		9 g Fett
1 Spiegelei mit Öl		9 g Fett

Wurst

Aspikwurst	(100 g)	5 g Fett
Bauernbratwurst	(100 g)	25 g Fett
Bauernleberwurst	(100 g)	9 g Fett
Bierschinken-Pastete	(100 g)	18 g Fett
Bierschinken (Truthahn)	(100 g)	10 g Fett
Bierwurst	(100 g)	20 g Fett
Bi-fi	(100 g)	48 g Fett
Bi-fi-Jumbo	(100 g)	5 g Fett
Bi-fi-Roll	(100 g)	30 g Fett
Blutwurst	(100 g)	30 g Fett
Bockwurst	(100 g)	28 g Fett
Bratwurst, fein	(100 g)	27 g Fett
Bratwurst, geräuchert	(100 g)	24 g Fett
Bratwurst, grob	(100 g)	27g Fett
Bregenwurst	(100 g)	18 g Fett
Bremer Pinkel	(100 g)	11g Fett
Brühwurst	(100 g)	27g Fett
Brühwurst-Aufschnitt, leicht	(20 g)	3 g Fett
Cervelatwurst	(20 g)	6 g Fett
Cervelatwurst, leicht	(20 g)	5 g Fett
Corned beef,leicht	(20 g)	1 g Fett
Corned beef , Truthahn	(20 g)	1 g Fett
Corned beef, amerikanisch	(20 g)	2 g Fett
Corned beef, deutsch	(20 g)	1 g Fett
Fleischkäse, grob	(20 g)	5 g Fett
Fleischwurst	(20 g)	6 g Fett
Frankfurter, 1 Paar	(100 g)	24 g Fett
Gänseleberwurst, Straßburger	(20 g)	2 g Fett
Geflügelbierschinken	(20 g)	2 g Fett
Peperami	(100 g)	48 g Fett
Pro Vital, Truthahn Bierschinken	(20 g)	2 g Fett

Pro Vital, Truthahn Schinkenwurst	(20 g)	2 g Fett
Geflügel-Bratwurst, Dulano	(20 g)	3 g Fett
Geflügeljagdwurst	(20 g)	2 g Fett
Geflügelleberwurst	(20 g)	5 g Fett
Geflügelfleischwurst	(20 g)	3 g Fett
Geflügelmortadella	(20 g)	3 g Fett
Geflügelsalami	(20 g)	5 g Fett
Gutfried Corned Turkey	(20 g)	1,5 g Fett
Gekochter Schinken	(20 g)	1 g Fett
Jagdwurst	(20 g)	4 g Fett
Jagdwurst – Geflügel, leicht	(20 g)	2 g Fett
Kalbsbratwurst	(100 g)	27 g Fett
Kasseler Braten	(20 g)	1 g Fett
Knoblauchwurst, gebrüht	(20 g)	5 g Fett
Leberkäse	(20 g)	5 g Fett
Lachsschinken	(20 g)	1 g Fett
Landjäger, 1 Paar	(100 g)	42 g Fett
Leberwurst, Hausmacherart	(20 g)	5 g Fett
Lyoner	(20 g)	6 g Fett
Lyoner, leicht	(20 g)	2 g Fett
Mettwurst	(20 g)	8 g Fett
Mettwurst, grob	(20 g)	4 g Fett
Mettwurst, leicht	(20 g)	4 g Fett
Mortadella	(20 g)	6,5 g Fett
Mortadella, leicht	(20 g)	3 g Fett
Putenbraten	(20 g)	< 1 g Fett
Puten-Schinkenwurst, leicht	(20 g)	1 g Fett
Rindswurst	(100 g)	20 g Fett
Roher Schinken	(20 g)	7 g Fett
Rostbratwurst, leicht	(100 g)	18 g Fett
Saftschinken (Truthahnbrust)	(20 g)	1 g Fett
Salami	(20 g)	11 g Fett
Salami leicht	(20 g)	5 g Fett
Salami, Lammfleisch	(20 g)	7 g Fett
Salami,Truthahn	(20 g)	6 g Fett
Schinkenwurst, leicht	(20 g)	3 g Fett
Schinkenzwiebelmettwurst	(100 g)	10 g Fett
Schwartenmagen	(20 g)	6 g Fett

Fettkompass

Schwarzwälder Schinken	(20 g)	12 g Fett
Teewurst	(20 g)	7 g Fett
Teewurst, fettarm	(20 g)	5 g Fett
Weißwurst, 1 Paar	(100 g)	26 g Fett
Wiener Würstchen	(100 g)	26 g Fett
Wiener Würstchen, leicht, 1 Paar	(100 g)	14,5 g Fett
Zunge	(20 g)	2 g Fett
Zungenwurst	(20 g)	5 g Fett

Fleisch

Geflügel

Brathähnchen	(100 g)	6 g Fett
Brathähnchen Brustfilet	(100 g)	1 g Fett
Brathähnchen Flügel	(100 g)	16g Fett
Brathähnchen mit Haut	(100 g)	10 g Fett
Brathähnchen Innereien	(100 g)	5 g Fett
Brathähnchen Leber	(100 g)	5 g Fett
Brathähnchen Schenkel	(100 g)	11 g Fett
Bündner Fleisch	(100 g)	10 g Fett
Ente mit Haut	(100 g)	18g Fett
Ente Leber	(100 g)	5 g Fett
Ente Schenkel	(100 g)	20 Fett
Gans	(100 g)	31 g Fett
Gänseleber	(100 g)	10 g Fett
Geflügelleber	(100 g)	5 g Fett
Hähnchenfleisch in Aspik	(20 g)	1 g Fett
Putenbrust	(100 g)	1 g Fett
Putenbrust, leicht	(100 g)	1 g Fett
Putenfleisch in Aspik	(100 g)	1 g Fett
Putenbraten, Keule	(100 g)	6,7 g Fett
Putenbrustbraten	(100 g)	1 g Fett
Putenfilet	(100 g)	1 g Fett
Putengulasch, Keule	(100 g)	2 g Fett
Putenschnitzel	(100 g)	1,5 g Fett
Suppenhuhn	(100 g)	20 g Fett

Schwein

Bauchspeck	(100 g)	89 g Fett
Dicke Rippe	(180 g)	28 g Fett
Eisbein	(100 g)	12 g Fett
Filet	(100 g)	2 g Fett
Gulasch, mager	(100 g)	6 g Fett
Haxe	(100 g)	7 g Fett
Hackfleisch	(100 g)	21 g Fett
Kasseler Braten	(100 g)	5 g Fett
Kasseler Nackenkotelett	(150 g)	25 g Fett
Leber	(150 g)	5 g Fett
Nackenbraten	(100 g)	14 g Fett
Nuss, schier	(100 g)	2 g Fett
Rückenkotelett	(100 g)	5 g Fett
Rollbraten	(100 g)	11 g Fett
Rückenspeck	(100 g)	82 g Fett
Schmalz	(20 g)	20 g Fett
Schnitzel	(100 g)	2 g Fett
Schulter (Braten)	(100 g)	9,5 g Fett
Schwartenbraten	(100 g)	15,5 g Fett
Speck, durchwachsen	(20 g)	16 g Fett

Rind

Braten aus der Hüfte	(100 g)	1,3 g Fett
Filet	(100 g)	4 g Fett
Gulasch aus der Schulter	(100 g)	10 g Fett
Hackfleisch	(100 g)	14 g Fett
Hochrippe	(100 g)	7 g Fett
Kamm (Schmorfleisch)	(100 g)	8 g Fett
Kutteln	(100 g)	1,4 g Fett
Oberschale	(100 g)	2 g Fett
Rinderhack	(100 g)	9 g Fett
Roastbeef	(100 g)	2,6 g Fett
Schnitzel, mager	(100 g)	4,2 g Fett
Tartar	(100 g)	3 g Fett
T-Bone-Steak	(100 g)	4 g Fett
Tafelspitz	(100 g)	10 g Fett

Kalb

Braten (Hüfte)	(100 g)	2 g Fett
Filetbraten	(100 g)	4 g Fett
Gulasch	(100 g)	5,3 g Fett
Haxe	(100 g)	4,4 g Fett
Hackfleisch	(100 g)	4 g Fett
Kalbsbrust, mittelfett	(100 g)	11,8 g Fett
Roulade, mittelfett	(100 g)	3,1 g Fett
Kotelett	(100 g)	2,6 g Fett
Leber	(100 g)	4 g Fett
Medaillons	(100 g)	1 g Fett
Niere	(100 g)	6,4 g Fett
Schnitzel	(100 g)	3,1 g Fett
Schulterbraten	(100 g)	3 g Fett

Lamm/Hammel

Braten aus der Brust, fett	(100 g)	34 g Fett
Brust (Ragout)	(100 g)	37,5 g Fett
Filet	(100 g)	3 g Fett
Gulasch, mittelfett	(100 g)	12,8 g Fett
Keule	(100 g)	17 g Fett
Kotelett mit Fett	(100 g)	32 g Fett
Kotelett ohne Fett	(100 g)	17 g Fett
Lammleber	(100 g)	10,4 g Fett
Lammniere	(100 g)	3,3 g Fett
Lende	(100 g)	13 g Fett
Schnitzel	(100 g)	6 g Fett
Schulter	(100 g)	18 g Fett

Wild

Fasan	(100 g)	6,4 g Fett
Hasenfilet	(100 g)	3 g Fett
Hasenkeule	(100 g)	3,3 g Fett
Hirschkeule	(100 g)	3,3 g Fett
Hirschsteak	(100 g)	3,3 g Fett
Kaninchenbraten	(100 g)	7,5 g Fett
Kaninchenrücken	(100 g)	8 g Fett
Rehkeule	(100 g)	1,5 g Fett

Rehrücken (Filet)	(100 g)	4 g Fett
Taube	(100 g)	9,6 g Fett
Wachtel	(100 g)	2 g Fett
Wildente	(100 g)	8 g Fett
Wildschweinbraten	(100 g)	2,7 g Fett

Fische

Aal, gesalzen	(100 g)	25,6 g Fett
Auster	(100 g)	1,2 g Fett
Auster, ausgelöst	(100 g)	1 g Fett
Auster, gegart	(100 g)	1 g Fett
Barsch	(100 g)	0,8 g Fett
Brassen	(100 g)	5,3 g Fett
Brathering	(100 g)	17,4 g Fett
Bratsardinen	(100 g)	18 g Fett
Dorsch (Kabeljau)	(100 g)	0,5 g Fett
Forelle	(100 g)	1,5 g Fett
Forellenkaviar	(100 g)	7 g Fett
Garnele	(100 g)	1 g Fett
Hecht	(100 g)	0,8 g Fett
Heilbutt	(100 g)	2 g Fett
Hering	(100 g)	17,4 g Fett
Hummer	(100 g)	0,9 g Fett
Kabeljau (Dorsch)	(100 g)	0,8 g Fett
Karpfen	(100 g)	4,8 g Fett
Kaviarersatz	(100 g)	2,5 g Fett
Stockfisch	(100 g)	2,9 g Fett
Krabben, frisch	(100 g)	1,4 g Fett
Krebs	(100 g)	0,8 g Fett
Lachs	(100 g)	6,3 g Fett
Languste (Scampi)	(100 g)	1,5 g Fett
Matjeshering	(100 g)	12,8 g Fett
Meerbarbe	(100 g)	2 g Fett
Miesmuschel (ausgelöst)	(100 g)	1,4 g Fett
Miesmuschel (gelöstes Fleisch)	(100 g)	1 g Fett
Pilgermuschel (ausgelöst)	(100 g)	0,8 g Fett
Rotbarsch	(100 g)	4,3 g Fett

Fettkompass

Rotzunge	(100 g)	0,9 g Fett
Sardine	(100 g)	4,5 g Fett
Schellfisch	(100 g)	0,7 g Fett
Schleie	(100 g)	0,6 g Fett
Scholle	(100 g)	1,9 g Fett
Schwertfisch	(100 g)	4 g Fett
Seehecht (Hechtdorsch)	(100 g)	2,8 g Fett
Seelachs	(100 g)	0,8 g Fett
Seeteufel	(100 g)	1,5 g Fett
Seezunge	(100 g)	1,5 g Fett
Steinbutt	(100 g)	1,7 g Fett
Stör	(100 g)	1,8 g Fett
Thunfischsteak	(100 g)	15,3 g Fett
Tintenfisch	(100 g)	0,8 g Fett
Wels	(100 g)	11,5 g Fett
Zander	(100 g)	1 g Fett

Geräucherter Fisch

Aal, geräuchert	(100 g)	21,9 g Fett
Bückling, geräuchert	(100 g)	15,2 g Fett
Forelle, geräuchert	(100 g)	3,6 g Fet
Flunder	(100 g)	3,4 g Fett
Heilbuttfilet	(100 g)	18 g Fett
Lachs, 1 Scheibe	(100 g)	6,7 g Fett
Makrelenfilets, geräuchert	(100 g)	12,5 g Fett
Rotbarsch	(100 g)	3,8 g Fett
Schellfisch	(100 g)	0,6 g Fett
Schillerlocken	(100 g)	24 g Fett
Sprotten	(100 g)	9 g Fett

Fischkonserven

Aal, Konserve	(100 g)	19,2 g Fett
Aal, Konserve in Öl	(100 g)	24,2 g Fett
Auster, Konserve	(100 g)	0,9 g Fett
Auster, Konserve in Öl	(100 g)	20,5 g Fett
Bismarckhering	(100 g)	10 g Fett
Brathering	(100 g)	9 g Fett

Bratmakrele, Konserve	(100 g)	7,9 g Fett
Bücklingsfilet, geräuchert	(100 g)	15,2 g Fett
Heringsfilet, Matjesart	(100 g)	15,5 g Fett
Heringsfilet in Sahne-Meerrettichcreme	(100 g)	14,1 g Fett
Heringsfilet in Remouladensoße	(100 g)	16,4 g Fett
Heringsfilet in Senfcreme	(100 g)	13,6 g Fett
Heringsfilet in Tomatensauce	(100 g)	13 g Fett
Kaviar, echt	(100 g)	15,5 g Fett
Kaviarersatz, schwarz	(100 g)	2,5 g Fett
Kräuterröllchen, feurig	(100 g)	18 g Fett
Kräuterröllchen, pikant	(100 g)	12 g Fett
Krebsfleisch/Dose	(100 g)	2 g Fett
Lachs, Konserve	(100 g)	5 g Fett
Lachs, Konserve in Öl	(100 g)	24,5 g Fett
Lachsersatz	(100 g)	9,2 g Fett
Makrelefilet	(100 g)	9,3 g Fett
Sardine, Konserve in Öl	(100 g)	23 g Fett
Sardine, Konserve in Öl abgetropft	(100 g)	11 g Fett
Räucher-Cocktail	(100 g)	27,5 g Fett
Rollmops	(100 g)	15 g Fett
Salzhering	(100 g)	15,2 g Fett
Schwedenhappen	(100 g)	23 g Fett
Seelachs-Scheiben/Lachsersatz	(100 g)	9,2 g Fett
Thunfisch in Öl	(100 g)	31,3 g Fett
Thunfisch ohne Öl	(100 g)	12 g Fett

Fertigprodukte

Pizza, Dr. Oetker »Die Ofenfrische« Pepperoni-Salami	(100 g)	9 g Fett
Pizza, Dr. Oetker »Die Ofenfrische« Salami	(100 g)	9 g Fett
Pizza, Dr. Oetker »Die Ofenfrische« Schinken-Zwiebel Spezial	(100 g)	5 g Fett
Pizza, Dr. Oetker »Die Ofenfrische« Speciale	(100 g)	8 g Fett
Pizza, Dr. Oetker »Die Ofenfrische« Spinat	(100 g)	6 g Fett

Fettkompass

Pizza, Dr. Oetker »Die Ofenfrische«		
Thunfisch	(100 g)	7 g Fett
Pizza, Dr. Oetker Salami	(100 g)	15,5 g Fett
Pizza, Dr. Oetker Schinken	(100 g)	12,2 g Fett
Pizza, Dr. Oetker Bolognese	(100 g)	6,5 g Fett
Pizza, Dr. Oetker Thunfisch	(100 g)	9 g Fett
Pizza, Dr. Oetker Frutti die Mare	(100 g)	7,6 g Fett
Pizza, Dr. Oetker Maestr. Quattro Stag.	(100 g)	8,7 g Fett
Pizza Mini Crossa Mexicana	(100 g)	10,5 g Fett
Pizza Mini Crossa Picanta	(100 g)	14,7 g Fett
Pizza Pockets, Salami	(100 g)	11 g Fett
Pizza Pockets, Schinken	(100 g)	9 g Fett
Pizza Pockets, Supercheese	(100 g)	11 g Fett
Soja-Bratwürstchen	(100 g)	27 g Fett
Soja-Wienerle	(100 g)	22 g Fett
Uncle Ben's Risotteria »Tomaten Reis«	(100 g)	0 g Fett
Uncle Ben's Soße »Chin. Süß-Sauer«	(100 g)	0 g Fett
Uncle Ben's Soße »Chin. Szechuan«	(100 g)	0 g Fett
Uncle Ben's Soße »Hongkong«	(100 g)	1,7 g Fett
Uncle Ben's Soße »Thai Süß-Pikant«	(100 g)	0 g Fett
Vier-Käse	(100 g)	9 g Fett

Kartoffel Gerichte

Kartoffeln mit Schale, Pellkartoffeln	(100 g)	< 1 g Fett
Kartoffeln o. Schale, gek. Salzkartoffeln	(100 g)	< 1 g Fett
Knorr, Kartoffelbrei	(100 g)	1,5 g Fett
Knorr, Kartoffelbrei/Sahne	(100 g)	3,5 g Fett
Pfanni, Flockenpüree	(100 g)	1 g Fett

Fertigsuppen

Beutelsuppen

GEFRO, Tomatensoße	(100 ml)	3 g Fett
GEFRO, Kartoffelcremesuppe	(100 ml)	3 g Fett
Küchenmeister, Champignoncreme	(100 ml)	1 g Fett
Küchenmeister, Hühnersuppe	(100 ml)	< 1 g Fett
Küchenmeister, Spargelsuppe	(100 ml)	1 g Fett
Küchenmeister, Tomatensuppe	(100 ml)	1 g Fett

Maggi, Heißer Becher		
Maggi, Texicana Salsa Soße	(100 ml)	0 g Fett
Maggi, Steinpilzsuppe	(100 ml)	1 g Fett
Maggi, Zwiebelsuppe	(100 ml)	1 g Fett
Natura, Champignoncreme-Suppe	(100 ml)	1 g Fett
Natura, Grieß-Suppe	(100 ml)	0,6 g Fett
Natura, Klare Suppe	(100 ml)	0,4 g Fett
Natura, Linseneintopf	(100 ml)	1 g Fett
Natura, Tomatencreme	(100 ml)	< 1 g Fett
Natura, Zwiebel-Suppe	(100 ml)	< 1 g Fett
Nudel-Suppe	(100 ml)	1 g Fett
Tomatensuppe	(100 ml)	1 g Fett
UNOX, Heiße Tasse, Kartoffelcreme	(100 ml)	1,6 g Fett

Dosensuppen

Maggi, Ein Teller		
Nudeltopf mit Fleischklößchen	(100 ml)	2,3 g Fett
Maggi, Ein Teller		
Nudeltopf mit Huhn	(100 ml)	6,1 g Fett

Süße Aufstriche

Apfelkraut	(20 g)	0 g Fett
Birnenaufstrich	(20 g)	0 g Fett
Erdnussmus	(20 g)	18 g Fett
Extra-Fruchtkonfitüre	(20 g)	0 g Fett
Fruchtkonfitüre	(20 g)	0 g Fett
Honig	(20 g)	0 g Fett
Marmelade	(20 g)	0 g Fett
Nuss-Mandel-Nugat-Creme	(20 g)	6 g Fett
Nutella	(20 g)	8 g Fett
Nuss-Nougat-Creme	(20 g)	6 g Fett
Schoko-Milchcreme, 2-farbig	(20 g)	4 g Fett
Zuckerrübensirup	(20 g)	0 g Fett

Fertig-Salate

Budapester Salat	(1 Port. = 40 g)	10 g Fett
Chefsalat	(1 Port. = 40 g)	9 g Fett

Fettkompass

Eiersalat	(1 Port. = 40 g)	7 g Fett
Farmersalat	(1 Port. = 40 g)	2 g Fett
Fleischsalat	(1 Port. = 40 g)	14 g Fett
Geflügelsalat	(1 Port. = 40 g)	12 g Fett
Geflügelsalat, Deli	(1 Port. = 40 g)	9 g Fett
Heringssalat	(1 Port. = 40 g)	7 g Fett
Jägersalat	(1 Port. = 40 g)	8 g Fett
Kartoffelsalat	(1 Port. = 40 g)	6 g Fett
Krabbensalat	(1 Port. = 40 g)	8 g Fett
Mexicana-Salat	(1 Port. = 40 g)	2 g Fett
Rindfleischsalat	(1 Port. = 40 g)	9 g Fett
Rohkostsalat	(1 Port. = 40 g)	2 g Fett
Russisch Ei	(1 Port. = 40 g)	8 g Fett
Seelachssalat	(1 Port. = 40 g)	12 g Fett
Thunfischsalat	(1 Port. = 40 g)	10 g Fett
Waldorfsalat	(1 Port. = 40 g)	6 g Fett
Weißkrautsalat	(1 Port. = 40 g)	7 g Fett

Müsli

Bran Flakes	(100 g)	3,3 g Fett
Corn Pops	(100 g)	3,3 g Fett
Cornflakes	(100 g)	3,3 g Fett
Crunchy Nut, Chombos	(100 g)	3,3 g Fett
Extra Selection	(100 g)	10 g Fett
Frosties	(100 g)	3 g Fett
Haferfleks	(100 g)	16,7 g Fett
Haferflocken	(100 g)	6,7 g Fett
Hafergrütze	(100 g)	3,3 g Fett
Kellogs, Special Cornflakes	(100 g)	3 g Fett
Kellogs, Chocos	(100 g)	2 g Fett
Kellogs, Cornflakes	(100 g)	1 g Fett
Kellogs, Crunch Nut	(100 g)	2,5 g Fett
Kellogs, Froot Loops	(100 g)	3 g Fett
Kellogs, Frosties	(100 g)	1 g Fett
Kellogs, Frosties Spice	(100 g)	3 g Fett
Kellogs, Special K	(100 g)	1 g Fett
Kellogs, Rice Chrispies	(100 g)	1 g Fett

Kellogs, Smacks	(100 g)	2g Fett
Kellogs, Toppas classic	(100 g)	1,5 g Fett
Kellogs, Toppas Schoko	(100 g)	12 g Fett
Kellogs, Toppas Traube	(100 g)	1,5 g Fett
Knusperflakes mit Schoko	(100 g)	10 g Fett
Knuzspermüsli	(100 g)	13 g Fett
Kölln, Feinschmecker Müsli	(100 g)	7 g Fett
Kölln, Schoko Müsli	(100 g)	11 g Fett
Müsli mit Trockenobst	(100 g)	3 g Fett
Nestlé Mandel-Nuss Cluster	(100 g)	8,5 g Fett
Schneekoppe, Schoko Knusper Müsli	(100 g)	13 g Fett
Schneekoppe, Voll-Fruchthochwert-Müsli	(100 g)	3,3 g Fett
Schokomüsli	(100 g)	23,3 g Fett
Vitalis	(100 g)	13,3 g Fett
Vitalis, Schoko Müsli	(100 g)	13 g Fett
Vierkorn-Flocken	(5 EL)	1 g Fett
Vollkorn-Haferflocken	(5 EL)	3 g Fett
Weetabix Crunchy Bran	(100 g)	5 g Fett

Brot, Getreide und Getreideprodukte

Brot

Bauernbrot	(100 g)	< 1 g Fett
Dinkelvollkornbrot	(100 g)	5 g Fett
Graubrot	(100 g)	0,8 g Fett
Knäckebrot	(100 g)	1 g Fett
Knäckebrot, rustikal	(100 g)	1,5 g Fett
Knäckebrot, knusperleicht	(100 g)	1,4 g Fett
Knäckebrot, Leicht & Cross, Roggen	(100 g)	3 g Fett
Knäckebrot, mit Sesam	(100 g)	7,5 Fett
Kornlaib	(100 g)	0,5 g Fett
Kürbiskernbrötchen	(100 g)	3 g Fett
Mehrkornbrot	(100 g)	3,5 g Fett
Mehrkornbrötchen	(100 g)	1,5 g Fett
Mischbrot	(100 g)	< 1 g Fett
Pumpernickel	(100 g)	2,5 g Fett
Roggenbrot	(100 g)	1 g Fett
Roggenmischbrot	(100 g)	1 g Fett

Roggenvollkornbrot	(100 g)	1 g Fett
Roggenvollkornschrot	(100 g)	3,3 g Fett
Saatennussbrot	(100 g)	2 g Fett
Sechskornbrot	(100 g)	2,2 g Fett
Sojabrot	(100 g)	2,2 g Fett
Sonnenblumenbrot	(100 g)	3,9 g Fett
Vollkornbrot	(100 g)	1,6 g Fett
Vollkorntoast	(100 g)	4 g Fett
Weißbrot	(100 g)	1 g Fett
Weizenmischbrot	(100 g)	2 g Fett
Weizentoast	(100 g)	4 g Fett
Weizenvollkornbrot	(100 g)	1 g Fett
Weizenvollkorntoastbrot	(100 g)	4 g Fett
Zwieback, eifrei	(100 g)	4,3 g Fett
Zwieback, Vollkorn	(100 g)	6 g Fett

Brötchen 1 Stück, ca. 40 g

Mehrkornbrötchen	(100 g)	3,4 g Fett
Weizenbrötchenbrötchen	(100 g)	2 g Fett
Vollkornbrötchen	(100 g)	1,6 g Fett

Fertigteige

Blätterteig, TK	(100 g)	32,4 g Fett
Hefeteig (frisch)	(100 g)	1,3 g Fett
Pizzateig, Back'n Roll	(100 g)	2,2 g Fett
Pizzateig (frisch)	(100 g)	2 g Fett

Handelsübliche Mehle

Buchweizenmehl	(100 g)	3 g Fett
Dinkelmehl	(100 g)	2 g Fett
Gerstenmehl	(100 g)	1,9 g Fett
Hafermehl	(100 g)	7,2 g Fett
Hirsemehl	(100 g)	1,7 g Fett
Maismehl	(100 g)	2,8 g Fett
Paniermehl	(100 g)	2,1 g Fett
Reismehl	(100 g)	0,6 g Fett
Roggenmehl	(100 g)	1 g Fett
Sojamehl, fettarm	(100 g)	7,5 g Fett

Vollsojamehl	(100 g)	20,5 g Fett
Vollkornmehl	(100 g)	2,4 g Fett
Weizenmehl	(100 g)	1 g Fett
Weizenkeime, Flocken, Dr. Ritter	(3 EL)	2 g Fett

Getreide-Produkte

Buitoni, Fettuccini verdi	(100 g)	3,2 g Fett
Buitoni, Gnocchi	(100 g)	0,5 g Fett
Buitoni, Tortelloni spinaci	(100 g)	8,8 g Fett
Buitoni, Ravioli 4 formaggi	(100 g)	10,4 g Fett
Casaui, Gnocchi	(100 g)	6 g Fett
Casaui, Käse-Tortellini	(100 g)	0,2 g Fett
Dampfnudeln	(100 g)	10 g Fett
Grünkernschrot	(100 g)	1 g Fett
Henglein, Kartoffel-Schupfnudeln	(100 g)	3 g Fett
Maggi, Gemüse-Ravioli aus der Dose	(100 g)	1,g Fett
Maggi, Ravioli aus der Dose	(100 g)	3 g Fett
Maggi, Reis-Topf aus der Dose	(100 g)	5 g Fett
Maisgrieß	(100 g)	< 1 g Fett
Maultaschen	(100 g)	11,6 g Fett
Miracoli, Spaghetti mit Tomatensoße	(100 g)	3 g Fett
Naturreis	(100 g)	2 g Fett
Nudeln	(100 g)	1 g Fett
Pfanni, Semmelknödel	(100 g)	4 g Fett
Pfanni, Knödel halb & halb	(100 g)	< 1 g Fett
Pfanni, Rohe Klöße	(100 g)	< 1 g Fett
Rapunzel, Sedanini Vollkornnudeln	(100 g)	2 g Fett
Reis	(100 g)	0,6 g Fett
Semmelknödel	(100 g)	6,5 g Fett
Spätzle	(100 g)	5,4 g Fett
Vollkornnudeln	(100 g)	2 g Fett
Vollkornreis	(100 g)	2,8 g Fett
Wildreis	(100 g)	1 g Fett

Obst

Obst hat auf 100 g weniger als 1 g Fett oder gar kein Fett, mit Ausnahme von:

Apfel, getrocknet	(100 g)	2 g Fett

1 Avocado	groß	47 g Fett
Avocado, gegart	(100 g)	24g Fett
Holunderbeeren, schwarz	(100 g)	1,8 g Fett
Kürbis	(100 g)	2,4 g Fett
Oliven, grün, mariniert	(100 g)	3 g Fett
Oliven, schwarz, mariniert	(100 g)	7 g Fett
Rosinen	(100 g)	6 g Fett
Sanddornbeeren	(100 g)	7 g Fett

Gemüse

Gemüse hat auf 100 g weniger als 1 g Fett oder gar kein Fett, mit Ausnahme von:

Erbsen, grün	(100 g)	1 g Fett
Esskastanien (Maronen)	(100 g)	2 g Fett
getrocknete Röstzwiebeln	(100 g)	5 g Fett
Grüne, marinierte Oliven	(100 g)	15 g Fett
Mais (Zuckermais, Speisemais)	(100 g)	4 g Fett
Schwarze, marinierte Oliven	(100 g)	40 g Fett
Zwiebel, 1 mittelgroß	(100 g)	2 g Fett

Fertigsoßen

Fischfonds im Glas	(100 ml)	0 g Fett
Heinz, Tomato-Ketchup	(100 ml)	< 1 g Fett
Pomito, Pizza-Pasta-Sauce	(100 ml)	3 g Fett
Knorr, Champignon Edelpilz-Sauce	(100 ml)	6 g Fett
Knorr, Feinschm. Zwiebel-Sauce	(100 ml)	1 g Fett
Knorr, Tomato al Gusto	(100 ml)	3 g Fett
Kühne, Cocktail-Soße	(100 ml)	5 g Fett
Kühne, Tzatziki-Soße	(100 ml)	5 g Fett
Kraft, Chili-Sauce	(100 ml)	< 1 g Fett
Kraft, Pfeffersteak-Sauce	(100 ml)	< 1 g Fett
Kraft, Knoblauch-Sauce	(100 ml)	13,5 g Fett
Kraft, Schaschlik-Sauce	(100 ml)	< 1 g Fett
Kraft, Zigeuner-Sauce	(100 ml)	< 1 g Fett
Maggi, Bolognese Fix	(100 ml)	2 g Fett
Maggi, Butter-Sauce mit Zwiebeln	(100 ml)	9 g Fett

Maggi, Chili con carne	(100 ml)	9 g Fett
Maggi, Delikatess-Bratensoße	(100 ml)	1,6 g Fett
Maggi, Delikatess-Sauce Hollandaise	(100 ml)	6,9 g Fett
Maggi, Soße zum Rinderbraten	(100 ml)	7,5 g Fett
Maggi Fix, Gulasch	(1 Beutel)	2,5 g Fett
Maggi Fix, Hackbraten	(1 Beutel)	8,8 g Fett
Maggi Fix, Rouladen	(1 Beutel)	6,5 g Fett
Maggi Fix, Sauerbraten	(1 Beutel)	5,5 g Fett
Maggi Fix, Spaghetti Napoli	(1 Beutel)	5 g Fett
Maggi, Helle Soße	(1 Päckchen)	6,4 g Fett
Maggi, Kräuter-Sauce	(1 Beutel)	5 g Fett
Maggi, Kräuter-Sahne-Hähnchen	(1 Beutel)	17 g Fett
Maggi Les Sauces, Hollandaise	(100 ml)	22,5 g Fett
Maggi Meisterklasse, Jäger-Soße	(1 Beutel)	4,5 g Fett
Maggi, Puten-Rahm-Schnitzel	(1 Beutel)	14,5 g Fett
Maggi, Salsasoße	(100 ml)	< 1 g Fett
Maggi, Soße zum Braten	(100 ml)	2,1 g Fett
Maggi, Soße zum Geflügel	(100 ml)	2,6 g Fett
Maggi, Zwiebel-Rahm Schnitzel	(100 ml)	5,9 g Fett
Mamma Lucia, Pasta classico	(100 ml)	< 1 g Fett
Thomy Les Sauces, Hollandaise	(100 ml)	22,5 g Fett
Soja-Soße	(100 ml)	< 1 g Fett
Worcestersauce	(100 ml)	2,3 g Fett

Nüsse, Kerne und Samen

Aprikosenkern	(100 g)	51 g Fett
Bittermandel	(100 g)	0 g Fett
Cashewkerne	(100 g)	50 g Fett
Edelkastanie, geröstet	(100 g)	11 g Fett
Edelkastanie, gesalzen	(100 g)	11 g Fett
Erdnüsse	(100 g)	48 g Fett
Erdnüsse, geröstet	(100 g)	50 g Fett
Erdnussflips	(100 g)	30 g Fett
Haselnüsse	(100 g)	31,2 g Fett
Macadamianüsse	(100 g)	70 g Fett
Kokosnuss, frisch	(100 g)	36,5 g Fett
Kokosraspeln	(100 g)	62 g Fett

Kürbiskerne	(100 g)	50 g Fett
Leinsamen	(100 g)	30 g Fett
Mandeln	(100 g)	54,1 g Fett
Mohn	(100 g)	42,2 g Fett
Paranüsse	(100 g)	72 g Fett
Pekannüsse	(100 g)	36 g Fett
Pistazienkerne	(100 g)	52 g Fett
Sesamsamen	(100 g)	50,4 g Fett
Sonnenblumenkerne	(100 g)	49 g Fett
Studentenfutter	(100 g)	38 g Fett
Walnüsse	(100 g)	62,5 g Fett

Außerhausverzehr bei Mc Donald's, Nordsee, Döner Kebab, Imbissbude und Burger King

Fettpunkte bei McDonald's

Philadelphia Bagel	(100 g)	9,1 g Fett
McCroissant	(100 g)	16 g Fett
Big Bacon & Eggs	(100 g)	10 g Fett
Sweet Breakfast (ohne Streichfett)	(100 g)	20 g Fett
Big Tasty	(100 g)	15 g Fett
Big Tasty Bacon	(100 g)	15 g Fett
McFischstäbchen	(100 g)	9 g Fett
Chicken Gourmet	(100 g)	6 g Fett
Chicken Gourmet Bacon	(100 g)	7 g Fett
Griechischer Salat	(100 g)	4 g Fett
Crispy Chicken Caesar Salad	(100 g)	6 g Fett
Chicken Wrap	(100 g)	11 g Fett
3er Chicken Selects	(100 g)	15 g Fett
Big Mac	(100 g)	11 g Fett
Cheeseburger	(100 g)	11 g Fett
Doppel Cheeseburger	(100 g)	13 g Fett
Chicken McNuggets	(100 g)	13 g Fett
Filet-o-Fish	(100 g)	11 g Fett
Hamburger	(100 g)	8 g Fett
Hamburger Royal	(100 g)	13 g Fett

Hamburger Royal TS	(100 g)	12 g Fett
McChicken	(100 g)	10 g Fett
Chickenburger mit Chili Sauce	(100 g)	9 g Fett
McRib	(100 g)	10 g Fett
Pommes	(100 g)	15 g Fett

Fettpunkte bei Nordsee

Alaska-Seelachs	(1 Stück)	26 g Fett
Bret. Fischsuppe-Terrine	(1 Portion)	13 g Fett
Fischfrikadelle	(1 Stück)	24 g Fett
Goldbarsch	(1 Stück)	19 g Fett
Heringsstipp	(1 Portion)	44 g Fett
Hoki	(1 Stück)	14 g Fett
Kabeljau, gedünstet	(1 Portion)	4 g Fett
Kinderteller Pommes	(1 Portion)	42 g Fett
Kinderteller Potato Sticks	(1 Portion)	61 g Fett
Matjesteller	(1 Portion)	14 g Fett
Paella	(1 Portion)	34 g Fett
Rotbarsch	(1 Stück)	17 g Fett
Scholle, gebacken	(1 Stück)	48 g Fett
Schollenfilet	(1 Stück)	15 g Fett
Seelachsfilet Bordelaise	(1 Portion)	25 g Fett

Beilagen

Kartoffelsalat mit Mayonnaise	(1 Portion)	25 g Fett
Kartoffelsalat mit Mayonnaise	(kleine Portion)	13 g Fett
Kartoffelsalat ohne Mayonnaise	(kleine Portion)	6 g Fett
Bratkartoffeln	(große Portion)	22 g Fett
Bratkartoffeln	(kleine Portion)	11 g Fett
Potato Skins	(1 Portion)	57 g Fett
Gemüsereis	(große Portion)	10 g Fett
Gemüsereis	(kleine Portion)	5 g Fett
Gemüsemischung	(große Portion)	5 g Fett
Gemüsemischung	(kleine Portion)	3 g Fett
Pommes frites	(große Portion)	11 g Fett

Fettkompass

Salate

Gemischter Salat	(1 Portion)	21 g Fett
Fitnessteller	(1 Portion)	32 g Fett
Salatteller mit Putenfilet	(1 Portion)	26 g Fett
Salatteller mit Garnelen	(1 Portion)	26 g Fett
Salatteller mit Räucherlachs	(1 Portion)	28 g Fett

Burger & Fast Food

Alaska Burger	(1 Stück)	28 g Fett
Bremer	(1 Stück)	23 g Fett
Brokkoli Solo	(1 Portion)	35 g Fett
Calamaris Solo	(1 Portion)	32 g Fett
Garnelen Box	(1 Portion)	73 g Fett
Knoblauchgarnelen	(1 Portion)	59 g Fett
Lachsburger	(1 Stück)	18 g Fett
Nordsee-Box	(1 Portion)	53 g Fett
Nuggets Solo	(1 Portion)	33 g Fett
Pommes frites Solo	(1 Portion)	31 g Fett
Putenburger	(1 Stück)	30 g Fett
Wikinger	(1 Stück)	45 g Fett

Baguettes

Backfisch	(1 Stück)	36 g Fett
Brathering	(1 Stück)	16 g Fett
Bismarck	(1 Stück)	8 g Fett
Garnelen	(1 Stück)	14 g Fett
Matjes	(1 Stück)	12 g Fett
Mozzarella	(1 Stück)	17 g Fett
Räucherlachs	(1 Stück)	6 g Fett
Seelachs	(1 Stück)	5 g Fett
Thunfisch	(1 Stück)	17 g Fett

Soßen

Apfel-Chutney	(100 g)	0 g Fett
Basilikumsoße	(50 g)	11 g Fett
Frühlingsdipp	(50 g)	4 g Fett
Remouladensoße	(50 g)	25 g Fett
Tomaten-Kürbis-Soße	(50 g)	1 g Fett

Fettpunkte bei Döner Kebab und Imbissbude

Bockwurst	(100 g)	24,3 g Fett
Bratwurst	(100 g)	29,3 g Fett
Döner Kebab mit Soße	(1 Stück)	21 g Fett
Frikadelle	(100 g)	20 g Fett
Halbes Hähnchen, gegrillt	(100 g)	16,8 g Fett
Schaschlik	(1 Spieß)	12 g Fett
Schnitzel, paniert	(100 g)	14,7 g Fett
Thüringer Würstchen	(100 g)	31 g Fett
Weißwurst	(100 g)	26 g Fett
Leberkäse, gebraten	(100 g)	36 g Fett
Crêpe mit Zucker	(1 Stück)	13 g Fett
Ketchup	(15 g)	0 g Fett
Mayonnaise	(20 g)	16 g Fett

Fettpunkte bei Burger King

Burger

Whopper	(1 Stück)	35 g Fett
Whopper mit Käse	(1 Stück)	42 g Fett
Doppel-Whopper	(1 Stück)	52 g Fett
Doppel-Whopper mit Käse	(1 Stück)	59 g Fett
Whopper junior	(1 Stück)	21 g Fett
Whopper junior mit Käse	(1 Stück)	24 g Fett
Cheeseburger	(1 Stück)	18 g Fett
Double Cheeseburger	(1 Stück)	32 g Fett
Double Cheeseburger mit Bacon	(1 Stück)	35 g Fett
Hamburger	(1 Stück)	14 g Fett
Country Burger	(1 Stück)	17 g Fett
Fish King	(1 Stück)	21 g Fett

Pommes, Nuggets und Salat ohne Soße

Pommes frites	(kleine Portion)	5 g Fett
Pommes frites	(mittlere Portion)	7 g Fett
King Nuggets	(6 Stück)	9 g Fett
Countrysalat	(1 Portion)	1 g Fett
Premiumsalat	(1 Portion)	6 g Fett

Shakes

Vanille	(1 Portion)	10 g Fett
Schokolade	(1 Portion)	10 g Fett
Erdbeer	(1 Portion)	10 g Fett
Apfelkuchen	(1 Stück)	14 g Fett
King Sundae	(1 Portion)	5 g Fett
King Sundae Schokolade	(1 Portion)	5 g Fett
King Sundae Erdbeere	(1 Portion)	5 g Fett

Süßes

Desserts

Beerenfrüchte	(100 g)	< 1 g Fett
Bourbon-Vanille	(100 g)	7 g Fett
Danone, Mousse Schoko	(100 g)	15 g Fett
Danone, Vanille	(100 g)	15 g Fett
Dany Sahne, Schoko und Café	(100 g)	4,8 g Fett
Doppeldecker, Schoko/Vanille	(100 g)	< 1 g Fett
Dr. Oetker, Götterspeise	(100 g)	< 1 g Fett
Ehrmann, Vanille-Creme	(100 g)	5,6 g Fett
Gartenfrucht	(100 g)	< 1 g Fett
Grießflammeri	(100 g)	7 g Fett
Grießpudding, mit Soße	(100 g)	2,4 g Fett
Grießpudding, ohne Soße	(100 g)	3,2 g Fett
Grüne Grütze	(100 g)	1 g Fett
Himbeer-Waldmeister	(100 g)	< 1 g Fett
Kirschgrütze/Joghurt	(100 g)	2 g Fett
Kirschgrütze/Milchreis	(100 g)	1,5 g Fett
Mousse au Chocolat	(100 g)	14 g Fett
Mousse Cappuccino	(100 g)	9 g Fett
Mousse-Creme Kokos	(100 g)	9 g Fett
Mousse á la Vanille	(100 g)	14 g Fett
Nestle, Birne Helene	(100 g)	9 g Fett
Pudding, Vanille mit Himbeersoße	(100 g)	< 1 g Fett
Pudding-Pudding, Schoko, Vanille	(100 g)	< 1 g Fett
Pudding mit Soße, Schoko	(100 g)	< 1 g Fett
Pudding + Sahne, Erdbeer	(100 g)	3,2 g Fett
Pudding + Sahne, Schoko, Vanille	(100 g)	3,2 g Fett

Pudding mit Sahnehaube	(100 g)	4,8 g Fett
Rumtopf	(100 g)	2 g Fett
Rote Grütze, Vanille	(100 g)	< 1 g Fett
Rot/Weißweincreme	(100 g)	6 g Fett
Schoko-Creme	(100 g)	15 g Fett
Vanille-Creme	(100 g)	5,6 g Fett
Waldfrucht	(100 g)	< 1 g Fett
Wiener Becher, Erdbeere	(100 g)	3,2 g Fett
Wiener Becher, Schoko, Vanille	(100 g)	3,2 g Fett
Zott, Sahne-Pudding, Schoko	(100 g)	17 g Fett
Zott, Sahne-Pudding, Tiramisu	(100 g)	17 g Fett
Zott, Sahne-Pudding, Vanille	(100 g)	14 g Fett

Leichte Desserts

Beerenfrüchte, leicht	(100 g)	< 1 g Fett
Dany Sahne, Diät Schoko	(100 g)	3 g Fett
Dany Diät Vanille-Creme	(100 g)	3 g Fett
Fruchtdessert, leichte Früchte	(100 g)	2,4 g Fett
Rote Grütze, leicht	(100 g)	1,2 g Fett
Schoko mit Sahnehaube	(100 g)	2 g Fett
Schoko-Dessert	(100 g)	1,5 g Fett
Vanille-Dessert	(100 g)	1,5 g Fett

Dessertsoße (aus der Flasche)

Brombeersoße	(1 Portion = 50 ml)	1 g Fett
Erdbeersoße	(1 Portion = 50 ml)	1 g Fett
Gartenfrüchte	(1 Portion = 50 ml)	1 g Fett
Himbeersoße	(1 Portion = 50 ml)	1 g Fett
Kirschsoße	(1 Portion = 50 ml)	1 g Fett
Sauerkirsche	(1 Portion = 50 ml)	1 g Fett
Schokoladensoße	(1 Portion = 50 ml)	1 g Fett
Schwarze Johannesbeere	(1 Portion = 50 ml)	1 g Fett
Vanillesoße	(1 Portion = 50 ml)	1 g Fett

Dessertsoße (aus Soßenpulver)

Schokolade, ohne Kochen	(100 g, 3,5 %)	4 g Fett
Vanille, ohne Kochen	(100 g, 3,5 %)	4 g Fett
Vanille, gekocht	(100 g, 3,5 %)	4 g Fett

Leicht-Pudding und -Cremes *(1 Portion, ¹/₄ Päckchen)*

Götterspeise		1 g Fett
Sahnepudding		2 g Fett
Schlagcreme, 1 geh. EL	(35 g)	2 g Fett
Schokoladenpudding		2 g Fett
Vanille Creme-Dessert		3 g Fett
Vanillepudding		2 g Fett
Vanillesoße		1 g Fett
Zitrone Creme-Dessert		3 g Fett

Eis

Bounty	(1 Stück)	12 g Fett
Capri	(1 Stück)	0 g Fett
Cornetto	(1 Stück)	18 g Fett
Magnum	(1 Stück)	20 g Fett
Mc Flurry, Cappuccino	(1 Stück)	10 g Fett
Mc Flurry, Nuts	(1 Stück)	14 g Fett
Fruchteis	(1 Kugel)	1 g Fett
Milcheis	(1 Kugel)	3 g Fett
Sahneeis	(1 Kugel)	8 g Fett

Milchshakes

Milchshake Erdbeer	(100 g)	3,2 g Fett
Milchshake Schoko	(100 g)	3,3 g Fett
Milchshake Vanille	(100 g)	3,2 g Fett

Eis-Großpackungen, *(1 Portion oder 1 Scheibe)*

Bottermelk fresh	(125 ml)	2 g Fett
Carte d'or, Vanille	(125 ml)	8 g Fett
Carte d'or, Schokolade	(125 ml)	11 g Fett
Das Feine, Walnuss	(200 ml)	20 g Fett
Eiscafé Venetta, Amarena	(200 ml)	10 g Fett
Eiscafé Venetta, Stracciatella	(200 ml)	11 g Fett
Eiscafé Venetta, Zabaione	(200 ml)	11 g Fett
Eis-Dessert, Kirsch	(125 ml)	7 g Fett
Gino Ginelli, Cappucciino	(125 ml)	5 g Fett
I Cestelli, Königsrolle	(125 ml)	6 g Fett

I Cestelli, Sahne-Schokolade	(125 ml)	12 g Feff
I Cestelli, Sahne-Tiramisu	(125 ml)	10 g Fett
Manhattan, Vanilla Lemon	(125 g)	7 g Fett
Manhattan, Walnut Stripe	(125 g)	13 g Fett
Mandel-Caramel	(200 ml)	17 g Fett
Mövenpick, Amarana Cream	(125 g)	7 g Fett
Mövenpick, Crema Vanilla	(125 g)	21 g Fett
Mövenpick, Schwarzwälder Kirsch	(125 g)	13 g Fett
Mövenpick, Strawberry Cream	(125 g)	11 g Fett
Ristorante Eis, Bourbon Vanille	(125 ml)	8 g Fett
Ristorante Eis, Zabaione Kirsch	(125 ml)	8 g Fett
Ristorante Eis, Walnuss-Caramello	(125 ml)	12 g Fett
Romantica, Toffee	(125 ml)	13 g Fett
Romantica, Cocolat	(125 ml)	13 g Fett
Royal, Schwarzwald	(125 ml)	6 g Fett
Royal, Vienetta, Cappuccino	(125 ml)	12 g Fett
Royal, Walnuss-Trüffel	(125 ml)	8 g Fett
Rumtopf	(200 ml)	12 g Fett
Vivana, Joghurt Orange	(125 g)	10 g Fett
Vivana, Joghurt Pur	(125 g)	14 g Fett
Vivana, zarter schmelz, Vanille	(125 ml)	5 g Fett
Walnuss	(125 ml)	10 g Fett
Zitronensorbet	(200 ml)	2 g Fett

Eis in Haushaltspackungen (pro Portion ca. 125 ml)

Cremissimo Amarena	(1 Stück)	6 g Fett
Cremissimo Nocciolato	(1 Stück)	8 g Fett
Landliebe Joghurteis	(1 Stück)	7 g Fett
Capri	(1 Stück)	0 g Fett
Colori	(1 Stück)	0 g Fett
Cornetto, Bottemelk	(1 Stück)	10 g Fett
Cornetto, Caramel	(1 Stück)	11 g Fett
Cornetto, Erdbeer	(1 Stück)	9 g Fett
Cuja Maja Split	(1 Stück)	3 g Fett
Extrem Nuss	(1 Stück)	14 g Fett
Kitkat Chunky	(1 Stück)	29 g Fett
Lion	(1 Stück)	14 g Fett
Macao Mandel	(1 Stück)	22 g Fett

Fettkompass

Macao Vanilla	(1 Stück)	19 g Fett
Mini Milk, Vanille	(1 Stück)	3 g Fett
Eiskonfekt	(1 Packung)	5 g Fett
Magnum, Caramel & Nuts	(1 Stück)	12 g Fett
Magnum, classic	(1 Stück)	17 g Fett
Magnum, Double Chocolate	(1 Stück)	26 g Fett
Magnum, Mandel	(1 Stück)	20 g Fett
Magnum, weiß	(1 Stück)	17 g Fett
Nogger Choc	(1 Stück)	17 g Fett

Portionseis (1 Stück/Becher/Waffel/Tüte/Riegel)

Blizz Lemon oder Cola	1 g Fett
Buttermelk fresh Zitrone	7 g Fett
Bounty	12 g Fett
Calippo	1 g Fett
Capri	1 g Fett
Caretta-Orange	0 g Fett
La Crema Amarena	10 g Fett
Cornetto, Cuja Maja Split	3 g Fett
Cornetto, Dolomiti	1 g Fett
Cornetto, Erdbeere	8 g Fett
Cornetto, Haselnuss	14 g Fett
Cornetto, Royal	19 g Fett

Schokolade und sonstige Süßigkeiten

After eight	(1 Stück)	1 g Fett
Alpenvollmilch	(100 g)	32 g Fett
Alpenvollmilch, Zartbitter	(100 g)	32 g Fett
Alpia, Vollmilch-Nuss	(100 g)	37 g Fett
Balisto, Joghurt-Creme	(1 Riegel)	4,5 g Fett
Balisto, Korn	(1 Riegel)	5,5 g Fett
Banjo	(1 Riegel)	5,5 g Fett
Bounty	(1 Riegel)	8 g Fett
Bounty, zartherbbitter	(1 Riegel)	15 g Fett
Choco Crossie	(1 Stück)	1 g Fett
Choco Prinz	(1 Riegel)	6 g Fett
Chocos-Crisp	(100 g)	40 g Fett
Corny, Erdnuss Crisp	(1 Riegel)	29 g Fett

Diabetikerschokolade	(100 g)	10,3 g Fett
Diät-Schokolade, Mocca-Sahne	(100 g)	40 g Fett
Duplo	(1 Riegel)	6 g Fett
Erfrischungsstäbchen	(100 g)	12 g Fett
Eszet Schnitten, Vollmilch	(75 g)	23 g Fett
Eszet Schnitten, Vollmilch, weiß	(75 g)	26 g Fett
Ferrero Küsschen	(1 Stück)	4 g Fett
Fresh	(1 Stück)	2 g Fett
Galac Mini	(1 Stück)	4 g Fettt
Hanuta	(1 Stück)	7 g Fett
Haribo Colorado	(100 g)	2 g Fett
Haribo Gummibärchen	(100 g)	0 g Fett
Haribo Lakritzschnecken	(100 g)	0 g Fett
Happy Hippo Snack	(1 Stück)	10 g Fett
Katzenzunge	(1 Stück)	2 g Fett
Kinder Country	(1 Stück)	8 g Fett
Kinder Pinguí	(1 Stück)	9 g Fett
Kinderschokolade	(1 Riegel)	4 g Fett
Kitkat	(1 Stück)	12 g Fett
Kitkat Mini	(1 Stück)	4 g Fett
I Love Milka, Nuss-Nougat	(1 Stück)	3 g Fett
Leckerschmecker, Streifen	(100 g)	17 g Fett
Lindt, Cognac	(100 g)	22 g Fett
Lion	(1 Stück)	10 g Fett
Lion Mini	(1 Stück)	3 g Fett
Maoam	(1 Päck.)	1 g Fett
Mars	(1 Stück)	11 g Fett
Mars, Mandel	(49 g)	14 g Fett
Marzipan-Riegel	(75 g)	14 g Fett
Marzipan	(1 Stück)	3 g Fett
Marzipan, Rum-Traube	(100 g)	29 g Fett
Medaillon	(1 Stück)	2 g Fett
Milchstäbchen	(100 g)	27 g Fett
Milka Alpenmilch	(100 g)	32 g Fett
Milka Alpenmilch, Die Weiße	(100 g)	32 g Fett
Milka Alpenmilch, Cafe Creme	(100 g)	46 g Fett
Milka Alpenmilch, Erdbeere o. Kirsch	(100 g)	40 g Fett
Milka Alpenmilch, Haselnuss	(100 g)	36 g Fett

Fettkompass

Milka Alpenmilch, Joghurt	(100 g)	40 g Fett
Milka Alpenmilch, Joghurt Crisp	(100 g)	32 g Fett
Milka Alpenmilch, Nestlé Crunch	(100 g)	28 g Fett
Milka Alpenmilch, Noisette	(100 g)	36 g Fett
Milka Happy Cows	(1 Stück)	3 g Fett
Milka Lila Pause	(1 Riegel)	12 g Fett
Milka Lila Pause, Cocos-Mandel	(1 Riegel)	15 g Fett
Milka Lila Pause, Chrisp	(1 Riegel)	14 g Fett
Milka Lila Pause, Vanilla Crisp	(1 Riegel)	16 g Fett
Milka Lila Pause, White Crisp	(1 Riegel)	11 g Fett
Milka Nussini	(1 Riegel)	14 g Fett
Milschnitte	(1 Riegel)	11 g Fett
Milky Way	(1 Stück)	5 g Fett
Mini Milk Vanille	(1 Stück)	3 g Fett
Müsli-Riegel	(1 Riegel)	4 g Fett
M & M's	(100 g)	20 g Fett
Mohrenkopf	(1 Stück)	3 g Fett
Mon Chéri	1 Stück	2 g Fett
Nappo	(1 Stück)	4 g Fett
Nesfit Eiweißriegel	(1 Stück)	11 g Fett
Nippon-Knusper-Häppchen	(1 Stück)	4 g Fett
Nuts	(1 Stück)	11 g Fett
Negerkuss	(1 Stück)	3 g Fett
Noisette	(1 Stück)	3 g Fett
Noisette, weiß	(100 g)	34 g Fett
Nougat-Eier	(1 Stück)	7 g Fett
Nuss-Schokolade	(100 g)	37 g Fett
Paradiescreme	(100 g)	9,1 g Fett
Popcorn, süß	(100 g)	5 g Fett
Prinzen, Mini Kuchen	(1 Riegel)	5 g Fett
Prinzenriegel, Nuss	(1 Riegel)	8 g Fett
Prinzenriegel, Schoko	(1 Riegel)	8 g Fett
Reiswaffeln mit Schokolade	(100 g)	22 g Fett
Ritter Sport, Halbbitter	(100 g)	33 g Fett
Ritter Sport, Mokka-Sahne	(100 g)	38 g Fett
Ritter Sport, Noisette	(100 g)	33 g Fett
Ritter Sport, Nugat	(100 g)	35 g Fett
Ritter Sport, Sahnecreme	(100 g)	40 g Fett

Ritter Sport, Vollmilch	(100 g)	30 g Fett
Ritter Sport, Vollmilch-Nuss	(100 g)	36 g Fett
Ritter Sport, Weiße	(100 g)	30 g Fett
Ritter Sport, Weiße Crisp	(100 g)	26 g Fett
Rocher, Praline	(1 Stück)	5 g Fett
Rolo-Tofifee	(1 Stück)	1 g Fett
Rumkugeln	(1 Stück)	2 g Fett
Russisch Brot	(100 g)	1,1 g Fett
Sahnekaramellen	(100 g)	3,6 g Fett
Schoko-Bon	(1 Stück)	2 g Fett
Schokolade	(1 Stück)	31 g Fett
Schoko Linsen	(100 g)	22 g Fett
Snickers	(1 Riegel)	17 g Fett
Sprengel Schokobären, weiß	(100 g)	37 g Fett
Sundy Cornflakes	(1 Riegel)	10 g Fett
Stollwerck, Cappuccino	(100 g)	30 g Fett
Stollwerck, Erdbeer Joghurt	(100 g)	37 g Fett
Tender, Milk	(1 Riegel)	10 g Fett
Tino-Frucht-Müsli	(1 Riegel)	2 g Fett
Toblerone Mini	(1 Stück)	4 g Fett
Treets, Kugeln	(100 g)	37 g Fett
Trüffel-Praline	(1 Stück)	4 g Fett
Twix	(1 Riegel)	7 g Fett
Weingummi	(100 g)	0 g Fett
White Cappuccino	(1 Stück)	4 g Fett
Yes Torty	(1 Stück)	10 g Fett

Süßes aus dem Reformhaus

Carob Cocos	(1 Riegel)	14 g Fett
Carob Nuss	(1 Riegel)	7 g Fett
Fruchtschnitte	(100 g)	14 g Fett
Haselnuss Fruchtschnitte	(1 Riegel)	10 g Fett
Nuss-Mandel-Fruchtschnitte	(100 g)	24 g Fett
Sesam-Krokant	(1 Riegel)	15 g Fett
Vollkorn-Schoko	(1 Riegel)	4 g Fett
Wildfrucht Fruchtschnitte	(1 Riegel)	6 g Fett

Fettkompass

Plätzchen, Gebäck und Kuchen von Ihrem Bäcker/Konditor

Aachener Printen	(1 Stück)	4 g Fett
Amerikaner	(1 Stück)	12 g Fett
Anisplätzchen	(1 Stück)	0 g Fett
Apfelkuchen aus Hefeteig	(1 Stück)	2,2 g Fett
Apfelkuchen aus Mürbeteig	(1 Stück)	7,5 g Fett
Apfelkuchen aus Rührteig	(1 Stück)	9,2 g Fett
Apfelstrudel	(1 Stück)	9 g Fett
Apfeltasche aus Blätterteig	(1 Stück)	9 g Fett
Baumkuchen	(100 g)	23 g Fett
Berliner (Pfannkuchen)	(1 Stück)	7 g Fett
Bethmännchen	(1 Stück)	5 g Fett
Bienenstich/Hefe, gefüllt	(100 g)	18 g Fett
Biskuit	(100 g)	16,4 g Fett
Biskuitrolle m. Erdb./Sahne	(100 g)	11,7 g Fett
Biskuitschnitte	(100 g)	11 g Fett
Biskuit-Tortenboden	(100 g)	5 g Fett
Blätterteigstückchen	(1 Stück)	13 g Fett
Buttercremetorte	(100 g)	15 g Fett
Butterkeks	(1 Stück)	1 g Fett
Butterkuchen	1 Stück	17,2 g Fett
Butterzwieback	(100 g)	9,9 g Fett
Charlotte-Torte, Schoko-Kirsch	1 Stück	18 g Fett
Christstollen	(100 g)	18 g Fett
Croissant mit Schokolade	(1 Stück)	26,4 g Fett
Dominostein	(1 Stück)	2 g Fett
Donauwelle	1 Stück	21,5 g Fett
Donut	(1 Stück)	9 g Fett
Dresdner Stollen	(100 g)	20 g Fett
Elisenlebkuchen	(12,5 g)	5 g Fett
Englischer Teekuchen	(100 g)	12 g Fett
Erdbeer-Sahne	(1 Stück)	11,3 g Fett
Früchtebrot	(100 g)	6 g Fett
Frankfurter Kranz	(1 Stück)	20 g Fett
Gewürzkuchen	(1 Stück)	16 g Fett
Haselnusskuchen	(1 Stück)	20 g Fett
Hefe-Teilchen mit Zuckerguss	(1 Stück)	7 g Fett
Hefe-Streuselkuchen	(100 g)	14 g Fett

Hefezopf	(100 g)	2,7 g Fett
Hefezopf (mit Butter)	(100 g)	8,5 g Fett
Honigkuchen	(100 g)	4,3 g Fett
Käse-Kirsch-Torte, Magerquark	(1 Stück)	1 g Fett
Käsekuchen, Magerquark	(1 Stück)	11 g Fett
Käsekuchen	(1 Stück)	6,8 g Fett
Käsesahne	(1 Stück)	11,5 g Fett
Krümelkuchen	(1 Stück)	14,5 g Fett
Laugenbrezel	(1 Stück)	1,8 g Fett
Laugenbrötchen	(1 Stück)	1,8 g Fett
Linzer Torte	(100 g)	20 g Fett
Makrone	(1 Stück)	2 g Fett
Marmorkuchen	(1 Stück)	12 g Fett
Marzipanstollen	(100 g)	17 g Fett
Mohnstollen	(100 g)	15 g Fett
Mohn-Teilchen	(1 Stück)	14 g Fett
Napfkuchen	(100 g)	18,6 g Fett
Nussecke	(1 Stück)	42 g Fett
Nusskuchen aus Rührteig	(100 g)	25 g Fett
Nussplätzchen	(1 Stück)	3 g Fett
Nuss-Sahne-Torte	(100 g)	25 g Fett
Nussschnecke	(1 Stück)	17 g Fett
Nürnberger Lebkuchen	(1 Stück)	5 g Fett
Obstkuchen/Biskuitboden	(100 g)	1 g Fett
Obstkuchen aus Hefeteig	(100 g)	3 g Fett
Obstkuchen aus Rührteig	(100 g)	9 g Fett
Pfannkuchen	(1 Stück)	12 g Fett
Pfefferkuchenplätzchen	(1 Stück)	0 g Fett
Pflaumenkuchen	(1 Stück)	3,8 g Fett
Plunder	(1 Stück)	20 g Fett
Quarkstollen	(100 g)	13 g Fett
Rehrücken aus Biskuit	(100 g)	17 g Fett
Rehrücken aus Rührteig	(100 g)	17 g Fett
Rosinenbrötchen	(1 Stück)	2 g Fett
Rosinenschnecke	(1 Stück)	8 g Fett
Rührkuchen.	(100 g)	17 g Fett
Sachertorte	(100 g)	12 g Fett
Sandkuchen	(1 Stück)	19,5 g Fett

Fettkompass

Schoko-Mandel-Kuchen	(1 Stück)	27 g Fett
Schoko-Sahne	(1 Stück)	20 g Fett
Schwarzwälder Kirschtorte	(1 Stück)	16 g Fett
Schweinsohren	(1 Stück)	15 g Fett
Spekulatius	(1 Stück)	2 g Fett
Springerle	(1 Stück)	0 g Fett
Spritzgebäck	(1 Stück)	3 g Fett
Spritzkuchen	(100 g)	7 g Fett
Streuselkuchen	(1 Stück)	14,5 g Fett
Streuselkuchen mit Obst	(100 g)	15 g Fett
Vanillekipferl	(1 Stück)	3 g Fett
Waffeln	(1 Stück)	29 g Fett
Weihnachtskekse	(1 Stück)	1 g Fett
Windbeutel mit Sahne	(100 g)	19 g Fett
Wiener Hörnchen	(1 Stück)	10 g Fett
Zwetschgenkuchen, Hefet	(100 g)	4 g Fett
Zwetschgenkuchen, Mürbet	(100 g)	4 g Fett
Zimtstern	(1 Stück)	2 g Fett
Zuckerkuchen, Hefeteig	(100 g)	10 g Fett

TK-Kuchen

Apfelkuchen	(1 Stück)	7 g Fett
Käsekuchen	(1 Stück)	7 g Fett
Mohnkuchen	(1 Stück)	16 g Fett
Nuss-Sahne-Torte	(1 Stück)	20 g Fett
Pflaumenkuchen	(1 Stück)	8 g Fett
Schokoladen-Sahne-Torte	(1 Stück)	18 g Fett
Schwarzwälder-Kirsch-Torte	(1 Stück)	15 g Fett

Fertigkuchen, abgepackt

Butter-Sandkuchen	(1 Stück)	16 g Fett
Früchte-Kuchen	(1 Stück)	12 g Fett
Haselnuss-Kuchen	(1 Stück)	20 g Fett
Marmor-Kuchen	(1 Stück)	19 g Fett
Marzipan-Kuchen	(1 Stück)	17 g Fett
Marzipanstollen	(1 Stück)	16 g Fett
Stollen	(1 Stück)	16 g Fett
Yes Torty	(1 Stück)	10 g Fett
Zitronenkuchen	(1 Stück)	19 g Fett

Kekse und Gebäck (1 Stück)

Afrika	(1 Stück)	1 g Fett
Baiser	(1 Stück)	1 g Fett
Blätterkeks (Brezeln)	(1 Stück)	1 g Fett
Butter-Blätter	(1 Stück)	1 g Fett
Butterkeks (Leibniz)	(1 Stück)	1 g Fett
Butterkeks (Vollkorn)	(1 Stück)	1 g Fett
Butterkeks/Schokolade	(1 Stück)	4 g Fett
Creme Traube	(100 g)	5,5 g Fett
Creme Vanilla	(100 g)	16,5 g Fett
Creme Zwetschke	(100 g)	5,5 g Fett
De Beukelaer Milch Butterkeks	(1 Stück)	11 g Fett
Dinosaurus	(100 g)	25 g Fett
Double	(1 Stück)	24 g Fett
Erdbeer-Joghurt-Crisp	(1 Stück)	14 g Fett
Everest	(1 Stück)	1 g Fett
Fanfare, Haselnuss	(100 g)	27 g Fett
Granola	(1 Stück)	3 g Fett
Haferkeks	(1 Stück)	2 g Fett
Kipferl	(1 Stück)	2 g Fett
Löffelbiskuit	(1 Stück)	1 g Fett
Macao Choc	(1 Stück)	28 g Fett
Macao Erdbeer	(1 Stück)	23 g Fett
Mandel	(1 Stück)	20 g Fett
Mandel, weiß	(1 Stück)	17 g Fett
Manhattan Sandwitch	(1 Stück)	19 g Fett
Mapel Walnuts	(100 g)	18 g Fett
Messino	(1 Stück)	2 g Fett
Mikado	(1 Stück)	0,3 g Fett
Mövenpick, Chocolat Chips	(100 g)	13 g Fett
Müslikeks aus Vollkornteig	(1 Stück)	1 g Fett
Müsli diverse	(1 Stück)	4 g Fett
Nogger Choc	(1 Stück)	22 g Fett
Nogger Original	(1 Stück)	17 g Fett
Nougat-Crisp	(1 Stück)	15 g Fett
Nürnberger Lebkuchen	(1 Stück)	3 g Fett
Obstgarten, Butterkekse	(1 Stück)	2 g Fett
Ohne Gleichen	(1 Stück)	4 g Fett

Fettkompass

Pims Cake, Frucht	(1 Stück)	1 g Fett
Prinzenrolle	(1 Stück)	5 g Fett
Russisch Brot, ABC	(1 Stück)	1 g Fett
Schwarz-Weiß-Gebäck	(1 Stück)	1 g Fett
Silberhorn	(1 Stück)	6 g Fett
Solero, Exotic	(1 Stück)	4 g Fett
Tartuffo	(1 Stück)	11 g Fett
Teegebäck aus Mürbeteig	(1 Stück)	1 g Fett
Tüte Maple Walnuts	(1 Stück)	29 g Fett
Vanille-Chrisp	(1 Stück)	14 g Fett
Waffeln mit Cremefüllung	(1 Stück)	2 g Fett
Waffelröllchen mit Schoko	(1 Stück)	2 g Fett
Zoo-Kinder	(1 Stück)	0,3 g Fett

Salziges

Bahlsen, Crunchips	(100 g)	36 g Fett
Bahlsen, Erdnusslocken	(100 g)	24 g Fett
Bahlsen, Kartoffelchips	(100 g)	32 g Fett
Bahlsen, Peppies	(100 g)	24 g Fett
Bahlsen, Reisgebäck	(100 g)	2 g Fett
Bahlsen, Reisgebäck/Sesam	(100 g)	2 g Fett
Bahlsen, Salzstangen oder –brezeln	(100 g)	6 g Fett
Bahlsen, Tacitos Tortilla Chips	(100 g)	24 g Fett
Bahlsen, Tuc Standard	(100 g)	20 g Fett
Bahlsen, Tuc Vollkorn	(100 g)	20 g Fett
Brotchips mit Knoblauch-, Sesam- oder Zwiebelgeschmack	(1 Stück)	0 g Fett
Chipsletten	(100 g)	28 g Fett
Cracker	(100 g)	15 g Fett
Erdnüsse	(100 g)	50 g Fett
Erdnuss-Flips	(100 g)	40 g Fett
Erdnüsse, geröstet und gesalzen	(100 g)	51 g Fett
Erdnussflips	(100 g)	36 g Fett
Kartoffelchips	(100 g)	32 g Fett
Kräcker	(100 g)	18 g Fett
Macadamia-Nüsse	(100 g)	72 g Fett
McCain, Western Kartoffelchips	(100 g)	5,5 g Fett

Nachos/Tortillas	(100 g)	40 g Fett
Reiskräcker	(1 Stück)	0 g Fett
Salzbrezeln	(1 Stück)	0 g Fett
Salzstangen	(1 Stück)	0 g Fett
TUC Cracker, Classic	(1 Stück)	1 g Fett

Gewürze und Backzutaten

Gewürze

Alfalfa	(100 g)	1 g Fett
Algen	(100 g)	0 g Fett
Anis	(100 g)	16,2 g Fett
Aspikpulver	(100 g)	0 g Fett
Brühwürfel	(100 g)	4 g Fett

Backzutaten

Amaranth	(100 g)	7 g Fett
Aprikosenfüllung	(100 g)	0,5 g Fett
Belegkirschen	(100 g)	2 g Fett
Buchweizen	(100 g)	1,7 g Fett
Buchweizen, Grieß	(100 g)	1,5 g Fett
Buchweizen, Grütze	(100 g)	1,5 g Fett
Buchweizen, Grütze gegart	(100 g)	0 g Fett
Buchweizen, Korn	(100 g)	1,7 g Fett
Buchweizen, Schrot	(100 g)	1,7 g Fett
Buchweizen, Vollkorn	(100 g)	1,7 g Fett
Buchweizen, Vollkorn gegart	(100 g)	1 g Fett
Carob	(100 g)	1 g Fett
Halbbitter-Kuvertüre	(100 g)	51 g Fett
Haselnuss-Krokant	(100 g)	32 g Fett
Haselnüsse, gehackt	(100 g)	65 g Fett
Haselnussglasur, hell	(100 g)	42 g Fett
Kakaopulver	(100 g)	22 g Fett
Maisgries (Polenta)	(1 EL)	1 g Fett
Mandeln, gehackt	(100 g)	59 g Fett
Mandeln, gehobelt	(100 g)	59 g Fett
Marzipan-RohMasse	(100 g)	29 g Fett
Mohn	(100 g)	41 g Fett

Fettkompass

Müsli mit Trockenobst	(5 EL)	2 g Fett
Nutri-Grain Schokomüsli	(5 EL)	3 g Fett
Knusper-Honeys	(100 g)	22,5 g Fett
Knusper-Müsli	(100 g)	20 g Fett
Kuchenglasur, dunkel	(100 g)	45 g Fett
Kuchenglasur, Vollmilch	(100 g)	48 g Fett
Kuchenglasur, Zitrone	(100 g)	43 g Fett
Raspelschokolade	(100 g)	27 g Fett
Rice Krispies	(100 g)	3,3 g Fett
Roggenflocken	(100 g)	10 g Fett
Rumrosinen	(100 g)	1 g Fett
Schokoblättchen	(100 g)	13 g Fett
Schokoladen-Streusel	(100 g)	13 g Fett
Schokotröpfchen	(100 g)	18,7 g Fett
Orangeat	(100 g)	1 g Fett

®

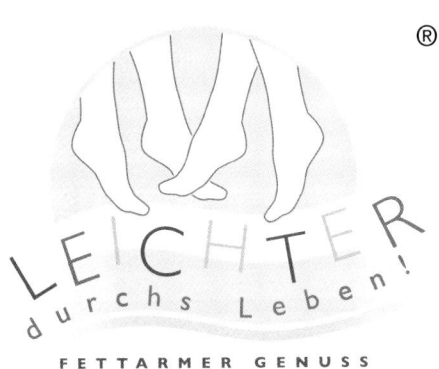

LEICHTER
durchs Leben!

FETTARMER GENUSS

Fettpunkte-Wochenplan

Datum:

Abnehmphase 10 20 30 Haltephase 40 50 60 Zunehmgefahr 70 80

Tag	10	20	30	40	50	60	70	80
Montag								Zunehmgefahr !!!
Dienstag								Zunehmgefahr !!!
Mittwoch								Zunehmgefahr !!!
Donnerstag								Zunehmgefahr !!!
Freitag								Zunehmgefahr !!!
Samstag								Zunehmgefahr !!!
Sonntag								Zunehmgefahr !!!

Fettpunkte-Wochenplan

Datum:

	Abnehmphase 10 20 30	Haltephase 40 50 60	Zunehmgefahr 70 80
	10 · 20 · 30	40 · 50 · 60	70 · 80
Montag	☺ (10)	☺ (40)	☺ (70) — **Zunehmgefahr !!!**
Dienstag	☺ (20)	☺ (40)	☺ (80) — **Zunehmgefahr !!!**
Mittwoch	☺ (20)	☺ (60)	☺ (80) — **Zunehmgefahr !!!**
Donnerstag	☺ (20)	☺ (40) / ☺ (50)	**Zunehmgefahr !!!**
Freitag	☺ (20)	☺ (50)	☺ (70) — **Zunehmgefahr !!!**
Samstag	☺ (30)	☺ (50)	☺ (70) — **Zunehmgefahr !!!**
Sonntag	☺ (20)	☺ (50)	☺ (80) — **Zunehmgefahr !!!**

Fettpunkte-Wochenplan

Datum:

	Abnehmphase 10 20 30	Haltephase 40 50 60	Zunehmgefahr 70 80

Montag — 10 20 30 | 40 50 60 | 70 80 — Zunehmgefahr !!!

Dienstag — 10 20 30 | 40 50 60 | 70 80 — Zunehmgefahr !!!

Mittwoch — 10 20 30 | 40 50 60 | 70 80 — Zunehmgefahr !!!

Donnerstag — 10 20 30 | 40 50 60 | 70 80 — Zunehmgefahr !!!

Freitag — 10 20 30 | 40 50 60 | 70 80 — Zunehmgefahr !!!

Samstag — 10 20 30 | 40 50 60 | 70 80 — Zunehmgefahr !!!

Sonntag — 10 20 30 | 40 50 60 | 70 80 — Zunehmgefahr !!!

Fettpunkte-Wochenplan

Datum:

Abnehmphase 10 20 30   Haltephase 40 50 60   Zunehmgefahr 70 80

Montag	10	20	30	40	50	60	70 Zunehmgefahr !!!	80
Dienstag	10	20	30	40	50	60	70 Zunehmgefahr !!!	80
Mittwoch	10	20	30	40	50	60	70 Zunehmgefahr !!!	80
Donnerstag	10	20	30	40	50	60	70 Zunehmgefahr !!!	80
Freitag	10	20	30	40	50	60	70 Zunehmgefahr !!!	80
Samstag	10	20	30	40	50	60	70 Zunehmgefahr !!!	80
Sonntag	10	20	30	40	50	60	70 Zunehmgefahr !!!	80

Fettpunkte-Wochenplan

Datum:

	Abnehmphase 10 20 30	Haltephase 40 50 60	Zunehmgefahr 70 80
Montag	10 20 30	40 50 60	70 80 — Zunehmgefahr !!!
Dienstag	10 20 30	40 50 60	70 80 — Zunehmgefahr !!!
Mittwoch	10 20 30	40 50 60	70 80 — Zunehmgefahr !!!
Donnerstag	10 20 30	40 50 60	70 80 — Zunehmgefahr !!!
Freitag	10 20 30	40 50 60	70 80 — Zunehmgefahr !!!
Samstag	10 20 30	40 50 60	70 80 — Zunehmgefahr !!!
Sonntag	10 20 30	40 50 60	70 80 — Zunehmgefahr !!!

Fettpunkte-Wochenplan

Datum:

	Abnehmphase 10 20 30	Haltephase 40 50 60	Zunehmgefahr 70 80

Montag — 10 20 30 | 40 50 60 | 70 80 — Zunehmgefahr !!!

Dienstag — 10 20 30 | 40 50 60 | 70 80 — Zunehmgefahr !!!

Mittwoch — 10 20 30 | 40 50 60 | 70 80 — Zunehmgefahr !!!

Donnerstag — 10 20 30 | 40 50 60 | 70 80 — Zunehmgefahr !!!

Freitag — 10 20 30 | 40 50 60 | 70 80 — Zunehmgefahr !!!

Samstag — 10 20 30 | 40 50 60 | 70 80 — Zunehmgefahr !!!

Sonntag — 10 20 30 | 40 50 60 | 70 80 — Zunehmgefahr !!!

Fettpunkte-Wochenplan

Datum:

	Abnehmphase 10 20 30	Haltephase 40 50 60	Zunehmgefahr 70 80

Montag — 10 20 30 — 40 50 60 — 70 80 — Zunehmgefahr !!!

Dienstag — 10 20 30 — 40 50 60 — 70 80 — Zunehmgefahr !!!

Mittwoch — 10 20 30 — 40 50 60 — 70 80 — Zunehmgefahr !!!

Donnerstag — 10 20 30 — 40 50 60 — 70 80 — Zunehmgefahr !!!

Freitag — 10 20 30 — 40 50 60 — 70 80 — Zunehmgefahr !!!

Samstag — 10 20 30 — 40 50 60 — 70 80 — Zunehmgefahr !!!

Sonntag — 10 20 30 — 40 50 60 — 70 80 — Zunehmgefahr !!!

Fettpunkte – Wochenplan

Datum:

	Abnehmphase 10 20 30	Haltephase 40 50 60	Zunehmgefahr 70 80

Montag — 10 20 30 · 40 50 60 · 70 80 — Zunehmgefahr !!!

Dienstag — 10 20 30 · 40 50 60 · 70 80 — Zunehmgefahr !!!

Mittwoch — 10 20 30 · 40 50 60 · 70 80 — Zunehmgefahr !!!

Donnerstag — 10 20 30 · 40 50 60 · 70 80 — Zunehmgefahr !!!

Freitag — 10 20 30 · 40 50 60 · 70 80 — Zunehmgefahr !!!

Samstag — 10 20 30 · 40 50 60 · 70 80 — Zunehmgefahr !!!

Sonntag — 10 20 30 · 40 50 60 · 70 80 — Zunehmgefahr !!!

Fettpunkte-Wochenplan

Datum:

	Abnehmphase 10 20 30	Haltephase 40 50 60	Zunehmgefahr 70 80

Montag — 10 20 30 · 40 50 60 · 70 80 · Zunehmgefahr !!!

Dienstag — 10 20 30 · 40 50 60 · 70 80 · Zunehmgefahr !!!

Mittwoch — 10 20 30 · 40 50 60 · 70 80 · Zunehmgefahr !!!

Donnerstag — 10 20 30 · 40 50 60 · 70 80 · Zunehmgefahr !!!

Freitag — 10 20 30 · 40 50 60 · 70 80 · Zunehmgefahr !!!

Samstag — 10 20 30 · 40 50 60 · 70 80 · Zunehmgefahr !!!

Sonntag — 10 20 30 · 40 50 60 · 70 80 · Zunehmgefahr !!!

Trinkprotokoll

	Montag Datum:	Dienstag Datum:	Mittwoch Datum:	Donnerstag Datum:	Freitag Datum:	Samstag Datum:	Sonntag Datum:
Leitungswasser							
Mineralwasser							
reine Fruchtsäfte							
Saftschorlen							
Limonaden & Co.							
Kaffee							
Tee							
Milch							
Sonstiges							
Sonstiges							
Sonstiges							
Trinkmenge pro Tag							

Birgit Schmidt

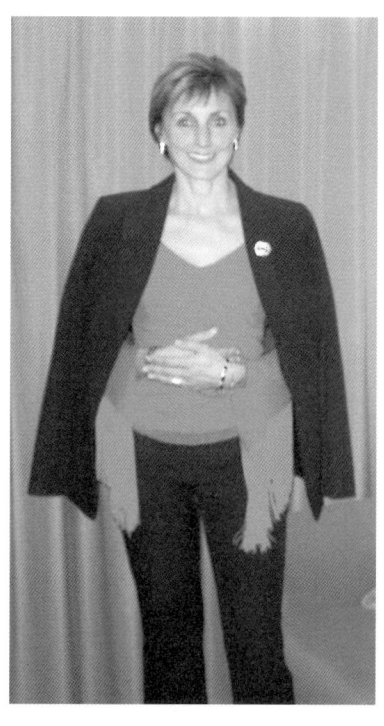

Last but not least möchte ich Ihnen Birgit Schmidt vorstellen, die als »quasi Co-Autorin« die Seele von »**Leichter durchs Leben®**« ist.

Als Mutter, Hausfrau und Unternehmerin hätte ich gar nicht die Zeit, auch noch Bücher zu schreiben. Das ist nur durch meine langjährige Freundin Birgit möglich. Als ehemalige Chef-Sekretärin und Direktionsassistentin beherrscht sie es mit Leichtigkeit, den roten Faden durch unsere Bücher zu ziehen. Sie beschäftigt sich schon seit über 20 Jahren mit dem Thema »Gesunde Ernährung« und stellt Ihr Wissen in unseren Büchern zur Verfügung. Ernährung ist zu ihrem Steckenpferd geworden. Aus diesem Grund, und um übergewichtigen Menschen noch besser helfen zu können, machte sie ebenfalls eine Ausbildung zur Ernährungsberaterin. Momentan macht sie noch weiter zur Diätberaterin, um auch erkrankten Menschen beratend zur Seite zu stehen.

Neben der Ausrichtung der Gesamtkonzeption für »**Leichter durchs Leben®**« ist sie die Ansprechpartnerin für alle Fragen rund um »**Leichter durchs Leben®**«.

Seit 2002 sind Birgit und ich ein erfolgreiches Team und erarbeiten alle Belange zusammen.

Ich möchte mich hier bei Dir, liebe Birgit, noch einmal sehr herzlich für Dein Engagement für »**Leichter durchs Leben®**« und insbesondere auch für Deine außergewöhnliche Freundschaft und Loyalität zu mir, bedanken!

Herzlichen Dank!
Petra Lukasch

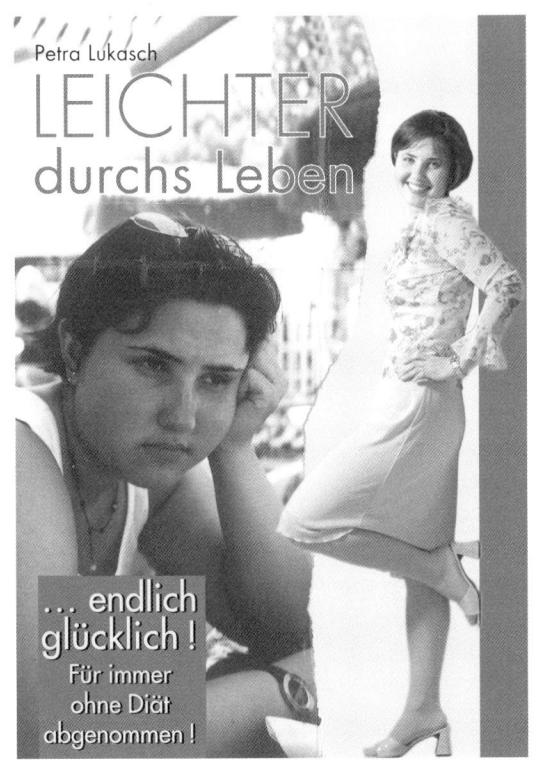

Petra Lukasch

»Leichter durchs Leben«... endlich glücklich! Für immer ohne Diät abgenommen!«

Zwei von unzähligen Leserstimmen:

- *An dieses Buch kommt keine Diät ran!* Endlich ein leichtes und verständliches Buch zum Abnehmen!

- *Leicht zu benutzen!* Ein Buch von Betroffenen, für Betroffene! In vielen Situationen findet man sich wieder und dadurch bekommt man neuen Mut, doch nicht aufzugeben. Wenn man den Dreh raus hat, kann man auch seine persönlichen Lieblings-Rezepte fettreduziert zubereiten. Endlich ein Buch, mit dem man abnehmen und trotzdem noch genießen kann!

Im Buchhandel erhältlich.
ISBN 3-924145-36-9

12,80 €